한방민약

한국의 약초

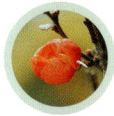

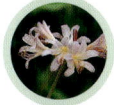

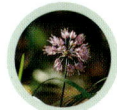

해동약초연구회 편

아이템북스

머리말

우리의 옛 선조들은 온갖 식품의 약효를 찾아서 나름대로의 건강 비법을 지혜롭게 만들고 그 건강법을 활용했던 것 같다. 이러한 건강법은 대개 우리의 생활 주변에서 쉽게 구할 수 있고 우리들이 늘 식생활을 통하여 주식으로 먹는 것들을 이용하여 찾아낸 것이다.

『한국의 약초백과』는 컬러 사진과 함께 실어 누구나 쉽게 이해할 수 있고 찾아 쓸 수 있도록 꾸몄다.

콩이나 참깨 중에도 어느 색깔의 콩과 깨가 몸에 유익한지 그리고 무도 어떻게 먹으면 건강에 도움을 주는지 등의 간단한 생활 의학을 제시하였다.

시장에 흔하게 쌓여 있는 부추나 미나리, 마늘 한 쪽이라도 제대로 먹으면 더위나 감기 따위를 예방할 수 있다. 이런 간단한 건강법은 생활에 커다란 지혜가 될 것이다.

이 책은 한 권씩 가정에 비치에 놓고 응급 시에나 만성적인 질병, 또 현대의학으로는 특별한 처방이 없는 다양한 질병을 예방하고 치료하는 데 많은 도움을 줄것이라 믿는다.

編著者 識

차례

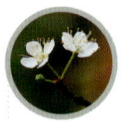

봄의 약초
쥐오줌풀 • 010
수국 • 012
꿀풀 • 014
족도리 • 016
큰꽃아으리 • 018
금작화 • 020
머위 • 022
약난초 • 024
떡쑥 • 026
고사리 • 028
물레나물 • 030
컴프리 • 032
씀바귀 • 034
매자나무 • 036
둥글레 • 038
황새냉이 • 040
능소화 • 042
산마늘 • 044
작약 • 046
석곡 • 048
마취목 • 050
월계수 • 052
병꽃나무 • 054

왕귤나무 • 056
은행나무 • 058
쥐똥나무 • 060
붓꽃 • 062
칠엽수 • 064
녹나무 • 066
소태나무 • 068
자목련 • 070
괭이밥 • 072
찔레나무 • 074

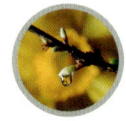

여름의 약초
해바라기 • 078
거지덩굴 • 080
천마 • 082
범의귀 • 084
참깨 • 086
박하 • 088
향부자 • 090
술패랭이꽃 • 092
질경이 • 094
댕댕이 덩굴 • 096
이질풀 • 098
털여뀌 • 100

쇠비름 • 102
잔대 • 104
쑥 • 106
참으아리 • 108
부처꽃 • 110
염주 • 112
오리나무 더부살이 • 114
매밀 • 116
달래 • 118
사철나무 • 120
노루발풀 • 122
청사조 • 124
초종용 • 126
절국대 • 128
지치 • 130
황금 • 132
흰털냉초 • 134
동아 • 136
명아주 • 138
꿩의비름 • 140
개양귀비 • 142
새삼 · 토사 • 144
미역취 • 146
탱알 · 개미취 • 148
왕원추리 • 150
오수유 • 152
접시꽃 • 154
자리공 • 156

아주까리 • 158
일일초 • 160
맥문동 • 162
콩(대두콩) • 164
소철 • 166
예덕나무 • 168
소나무 • 170
후박나무 • 172
긴강남차 · 결명자 • 174
돌외 • 176
가시오갈피 • 178
차풀 • 180
수염가래꽃 • 182
석결명 • 184
회나무 • 186
율무 • 188
황벽나무 • 190
석류나무 • 192
창질경이 • 194
울금 • 196
개다래나무 • 198
매자기 • 200
계수나무 • 202
쥐꼬리망초 • 204
노간주나무 • 206
참나리 • 208
천궁 • 210

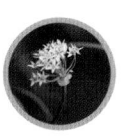

가을 · 겨울의 약초

쓴풀 • 214
삽주 • 216
칡 • 218
천문동 • 220
우엉 • 222
석산 • 224
시호 • 226
향유 • 228
며느리배꼽 • 230
산초나무 • 232
여뀌 • 234
주목 • 236
보리수나무 • 238
차나무 • 240
구기자나무 • 242
고비 • 244
섬공작고사리 • 246
만년석송 • 248
실고사리 • 250
마가목 • 252
뚝깔 • 254

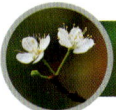

봄의 약초

쥐오줌풀
수구
꿀풀
족도리
큰꽃아으리
금작화
머위
약난초
떡쑥
고사리
물레나물
컴프리
씀바귀
매자나무
둥글레
황새냉이
능소화
산마늘

작약
석곡
마취목
월계수
병꽃나무
왕귤나무
은행나무
쥐똥나무
붓꽃
칠엽수
녹나무
소태나무
자목련
괭이밥
찔레나무

쥐오줌풀

생태 산지의 약간 습한 곳이나 그늘진 곳에서 자라는 다년초로서 높이는 40~80cm이고 뿌리에 강한 향기가 있으며 밑에서 뻗는 가지가 자라서 번식하고 마디 부근에 긴 백색 털이 있다.

꽃은 5~8월에 피고 붉은 빛이 돌며 가지 끝과 원줄기 끝에 산방상으로 달리고 화관은 5개로 갈라지며 화통은 한쪽이 약간 부풀고 3개의 수술이 길게 꽃 밖으로 나온다.

열매는 피침형이며 윗부분에 꽃받침이 관모상으로 달려서 바람에 날린다. 열매에 털이 있는 것을 광릉쥐오줌풀, 잎 열편에 톱니가 없는 것을 긴잎쥐오줌풀이라고 한다. 어린 순을 나물로 하고 근경을 진정 및 진경제로 사용하거나 담배의 향료로 사용한다.

약효와 사용 방법

- **히스테리·신경 과민증·심계 항진** – 잘게 썬 약 5g을 1회 양으로 해서 끓은 물을 붓고 5분 정도 지난 후 복용한다. 1일 3회 복용이 좋다.

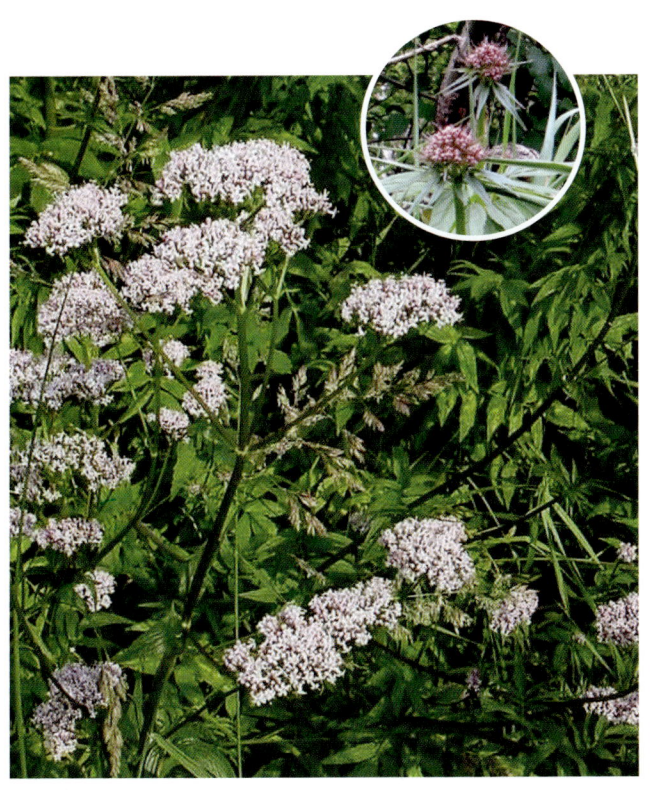

마타리과 ■ 효능 | 히스테리 · 신경과민증 · 심계항진 心悸亢進
■ 약용 부분 | 뿌리 · 뿌리 줄기 ■ 채취 시기 | 가을

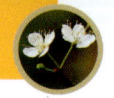

수국

생태 관상용으로 널리 재식하고 있는 낙엽 관목으로서 높이가 1m에 달하고 겨울 동안 윗부분이 고사한다.
잎은 대생하며 난형 또는 넓은 난형이고 두꺼우며 짙은 녹색이고 윤기가 있으며 길이는 7~15cm, 나비는 5~10cm로서 예첨두이고 넓은 예저이며 가장자리에 톱니가 있다.
6~7월에 줄기 끝에 크고 둥글며 지름이 10~15cm인 산방화서가 달리고 꽃은 무성화이며 꽃받침잎은 4~5개로서 꽃잎 모양이고 처음에는 연한 자주색이던 것이 벽색으로 되었다가 다시 연한 홍색으로 된다.
꽃잎은 극히 작으며 4~5개이고 수술은 10개 정도이며 암술은 퇴화되고 암술대는 3~4개이다.

약효와 사용 방법

- **해열** – 건조한 꽃 2~4g을 달여 복용하면 좋다.

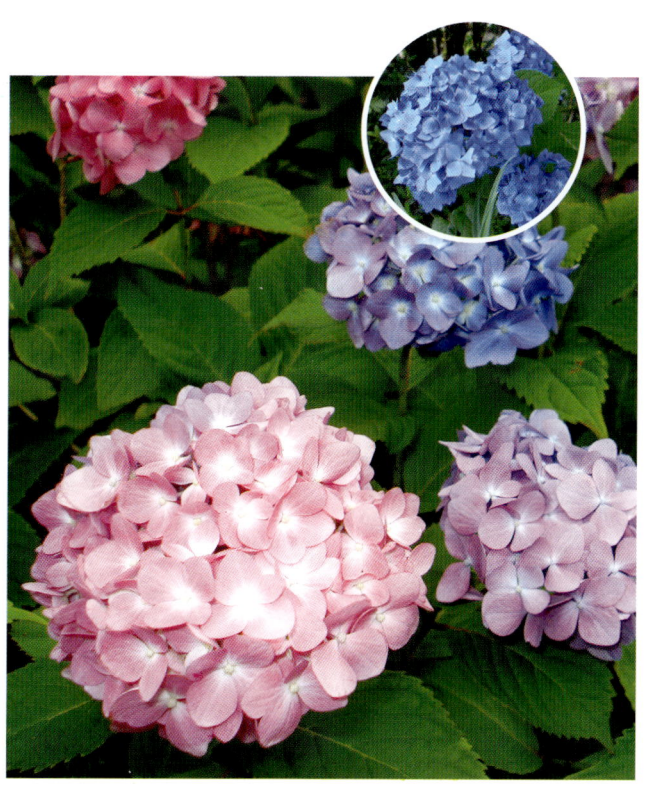

바위취과 ■ 효능 | 해열 ■ 약용 부분 | 꽃 ■ 채취 시기 | 6월경

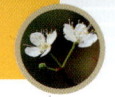

꿀풀

생태 양지에서 흔히 자라는 다년초로서 높이는 20~30cm이고 전체에 백색 털이 있으며 원줄기는 네모가 지고 꽃이 진 다음 밑에서 측지가 벋는다.

백색 꽃이 피는 것을 흰꿀풀, 적색 꽃이 피는 것을 붉은 꿀풀, 원줄기가 밑에서부터 곧추서고 포도지가 없으며 짧은 새순이 원줄기 밑에 달리는 것을 두메꿀풀이라고 한다.

어린 순을 나물로 하고 성숙한 것을 이뇨제로 사용하거나 연주창에 사용한다.

약효와 사용 방법

- **구내염, 편도선염** – 1회 양으로 하고초 3~5g을 300cc의 물에 달여 그 달인 즙으로 수시로 양치질한다.
- **이뇨제** – 신장염, 방광염에 1일 양 10g을 달여 내복한다.
- **결막염** – 1회 5g 정도로 200cc의 물에 달여 펄펄 끓으면 불에서 내려, 잠깐 두면 찌꺼기는 가라앉는데 이때, 위의 맑은 물을 탈지면에 묻혀 눈을 씻는다. 냉장고에 넣어 하루, 이틀 정도에 다 사용할 것.

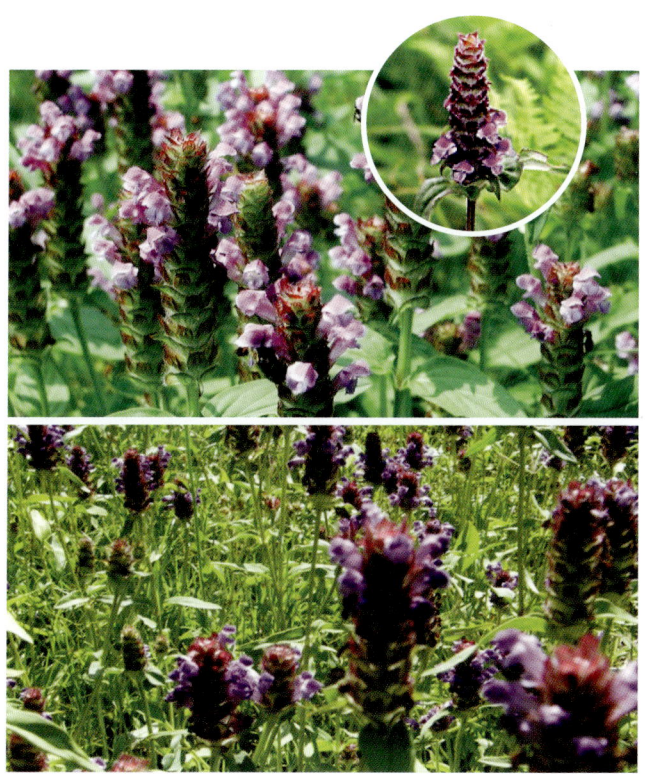

소엽, 차조기과 ■ 효능 | 이뇨 · 구내염 · 편도염 · 피서 · 결막염
■ 약용 부분 | 전부　■ 채취 시기 | 봄~여름

족도리

생태 음지에서 자생하는 다년초. 잎은 겨울에는 말라 버리지만 늦봄에 줄기의 맨 끝에서부터 꽃자루가 있는 2장의 잎을 낸다.
광택이 없는 짙은 초록색으로 질은 가볍고 딱딱한 형이며 양쪽 엽맥의 눈에 가는 털이 나 있다.

약효와 사용 방법

- **구내염** – 입 안의 염증과 거칠어지는 것의 치료로, 일반적 민간요법으로 안전하고 확실한 방법이다.
  족두리풀의 분말에 대두립의 크기로 해서, 매일 밤 자기 전에 배꼽에 문지르듯 발라 위에서부터 가볍게 반창고로 붙여 놓는다.

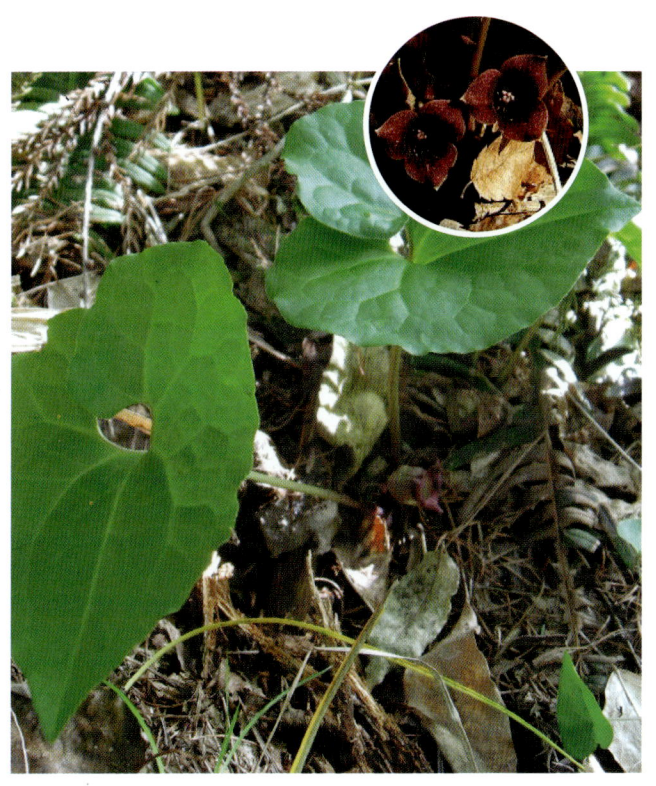

쥐방울 덩굴과 ■ 효능 | 구내염 ■ 약용 부분 | 뿌리 줄기와 뿌리
■ 채취 시기 | 여름

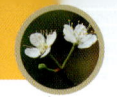

큰꽃으아리

생태 덩굴식물로서 5~6월경, 그 해 새로 벋은 가지 끝에 화경 10cm 정도의 아름다운 꽃을 피운다.
이 꽃에는 꽃잎은 없고 꽃받침 8장이 흰색과 연한 보라색으로 변해 꽃잎처럼 발달한다.
꽃이 아름답기 때문에 많이 재배되고 있으며 이 꽃의 뿌리는 토리텔펜의 오렌아놀산을 함유하고 있다.

약효와 사용 방법

- **통풍** – 1일 양 5~8g을 물 400cc로 약 반량에 달여서 1일 3회 식후 30분에 복용, 분량을 지킬 것.
  사람에 따라서 2~3주간 복용하다가 효과가 없으면 중지.
  효과가 있어도 계속 사용하지 말고, 2~3주간의 휴지 기간을 둘 것

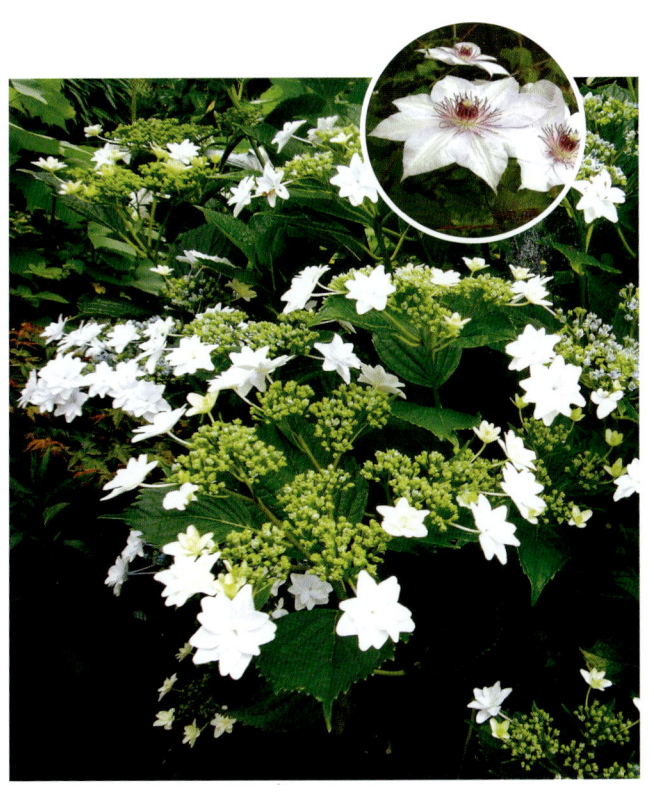

미나리아재비과 ■ 효능 | 통풍 ■ 약용 부분 | 뿌리
■ 채취 시기 | 가을

금작화

생태 5~6월경에 샛노란 색의 나비 모양의 꽃이 작은 가지에 모인 것처럼 피어, 작은 가지는 꽃의 무게로 처지는 것처럼 된다.
이때가 꽃이 가장 예쁜 시기. 가지는 항상 녹색이기 때문에 겨울에 잎이 져도 낙엽수라는 느낌이 들지 않는다.
꽃이 지고 나면 콩깍지를 맺는데 편평하고 양끝에 가는 털이 있는 길이 4cm 정도의 것으로, 익으면 검게 되고 껍질이 비틀어지듯 벌어져 여러 개의 종자가 튕겨 나오듯 밖으로 나온다.
꽃잎의 안에 붉은 빛을 띤 반점이 있는 것은 금작화의 변종이다.

약효와 사용 방법

- 정원수로서 주위에서 흔히 볼 수 있는 약용 식물이지만, 일반적으로 약용의 목적으로 직접 사용하지 않는다.

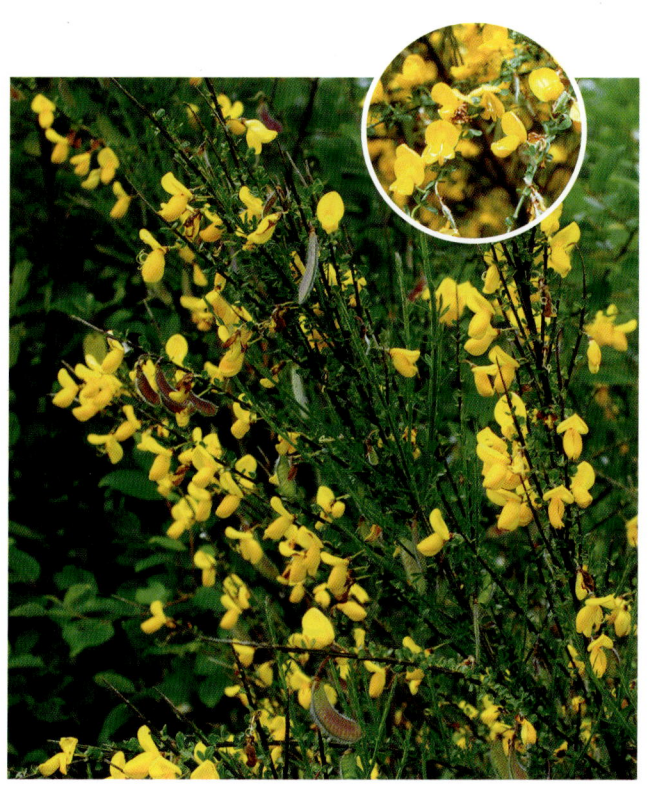

콩과 ■ 효능 | 강심 · 이뇨 · 진통미약鎭痛微弱
☆전문의에게 적합한 약용식물

머위

생태 습지에서 자라는 다년초로서 지하경이 사방으로 벋으면서 번식하며 이른 봄에 높이 5~45cm의 화경이 나오며 평행한 맥이 있는 포가 화경에서 호생한다. 근생엽은 엽병이 길며 표면에 꼬부라진 털과 뒷면에 거미줄 같은 털이 있으나 없어지며 가장자리에 불규칙한 톱니가 있다.
엽병은 윗부분에 홈이 생기며 녹색이지만 밑부분은 자줏빛이 돈다.
양성의 소화는 모두 결실하지 않고 자화서의 암꽃이 열매를 맺으며 자화서는 양성화와 같으나 꽃이 핀 다음 길이는 70cm 정도로 길어져서 총상으로 된다.
수과는 털이 없으며 관모는 백색이다. 엽병을 식용으로 하고 어린 싹을 진해제로 사용한다.

약효와 사용 방법

- **기침을 멎게 한다** – 1일 양 10~20g을 물 400cc로 반 정도 될 때까지 달여 1일 3회 나누어 복용한다.

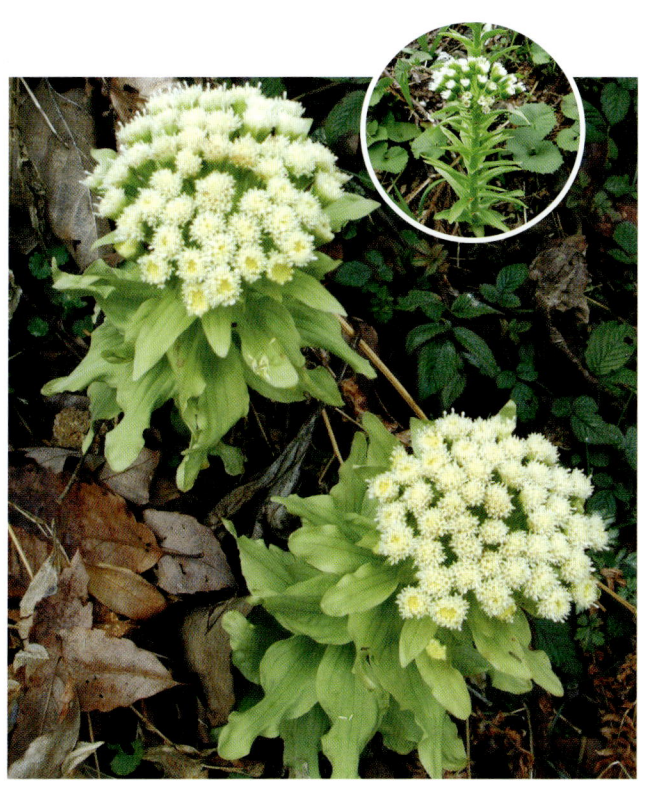

국화과 ■ 효능 | 기침을 멈추게 한다   ■ 약용 부분 | 꽃줄기
■ 채취 시기 | 꽃망울, 꽃봉오리일 때

약난초

생태 내장산 이남 계곡 숲 속에서 자라는 다년초로서 위린경은 땅 속으로 얕게 들어가며 옆으로 염주같이 연결되고 높이는 3cm이다.

잎은 1~2개가 인경 끝에서 나와 겨울이 지나면 마르며 긴 타원형이고 끝이 뽀족하고 밑부분이 좁아져서 엽병과 연결된다.

5~6월에 잎 옆에서 1개의 화경이 나와 높이 40cm 정도 곧추자라며 15~20개의 연한 자줏빛이 도는 갈색 꽃이 한쪽으로 치우쳐서 밑을 향해 달린다.

암술은 윗부분이 약간 굵으며 삭과는 대가 없고 길이는 밑을 향한다. 점액이 많은 구경을 점골제로 사용한다.

약효와 사용 방법

- **가슴이 쓰릴 때, 위장 카타르** – 1일 양으로 2~4g을 달여 복용, 뜨거울 때 먹는 것이 좋다.
- **살갗 등이 튼 데** – 환부를 미지근한 물로 습기차게 한 다음 분말로 한 것을 가볍게 문질러 바른다. 이것을 반복하면 좋다.

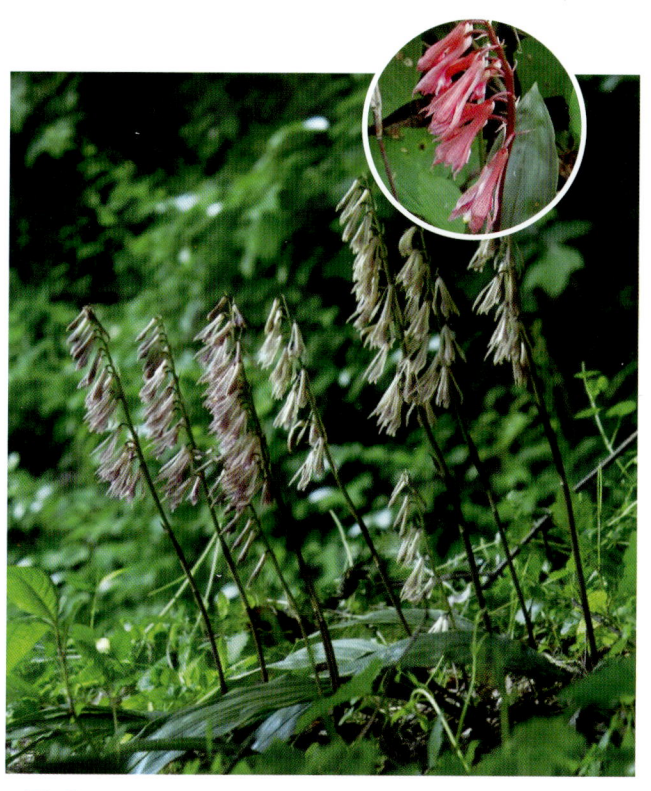

난초과 ■ 효능 | 가슴이 쓰릴 때 · 위장 · 카타르 · 살갗 등이 튼 데
■ 약용 부분 | 뿌리 줄기   ■ 채취 시기 | 꽃이 시들 무렵

떡쑥

생태 밭 근처에서 자라는 2년초로서 높이는 15~40cm이고, 전체가 백색 털로 덮여 있어 흰빛이 돈다.
근생엽은 꽃이 필 때 쓰러지며 경생엽은 자생한다.
꽃은 5~7월에 피고 원줄기 끝이 산방화서에 달린다. 관모는 길이 2.5mm 정도로서 황백색이고 밑부분이 완전히 합쳐지지 않는다.
어린 순을 나물로 하고 성숙한 것은 기침약으로 사용한다.

약효와 사용 방법

- **담·기침** – 10g을 200cc의 물로 반량이 되도록 달여서 복용한다. 또 잘 건조한 것을 잘게 썰어서 1회 양 20g 정도를 불에 태워, 일어나는 연기를 마셔도 좋다.

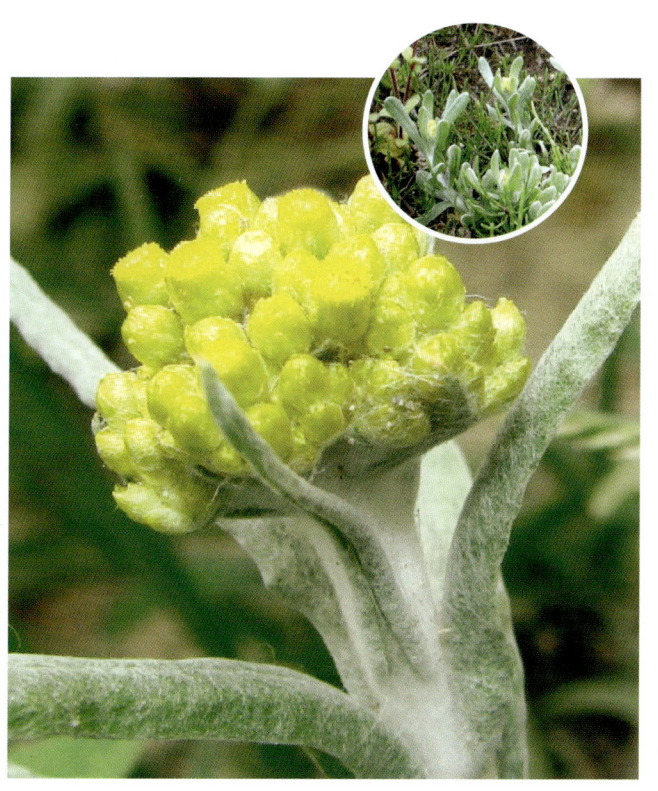

국화과 ■ 효능 | 가래·기침에 좋다
■ 약용 부분 | 전부 ■ 채취 시기 | 개화할 때

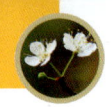

고사리

생태 햇볕이 잘 쬐는 양지에서 자라는 다년초로서 굵은 지하경이 옆으로 벋으면서 군데군데 잎이 나오고 높이가 1m에 달한다. 엽병은 길이가 20~80cm로서 연한 볏짚색이며 우편 밑을 제외하고는 털이 없으나 땅에 묻힌 밑부분은 흑갈색이고 털이 있다.

열편은 가장자리가 밋밋하며 약간 뒤로 말리고 소우편은 끝이 갈라지지 않고 길게 자라며 엽맥은 2개씩 2~3회 갈라진다.

첫째 우편은 특히 크고 엽신 길이의 2/3를 차지한다. 실엽의 최종열편은 가장자기가 뒤로 말려 포막처럼 된 포자낭이 달린다. 포막은 투명하게 보이며 털이 없다. 어린 잎을 삶아서 말렸다가 식용으로 하고 뿌리에서 전분을 채취하여 풀이나 약용으로 한다.

약효와 사용 방법

- **이뇨·종기–** 뿌리줄기와 지상부를 같이, 잘게 썬 것의 10~15g을 1일 양으로 물 400cc로 1/3의 양으로 달여 3회에 나누어 복용한다.

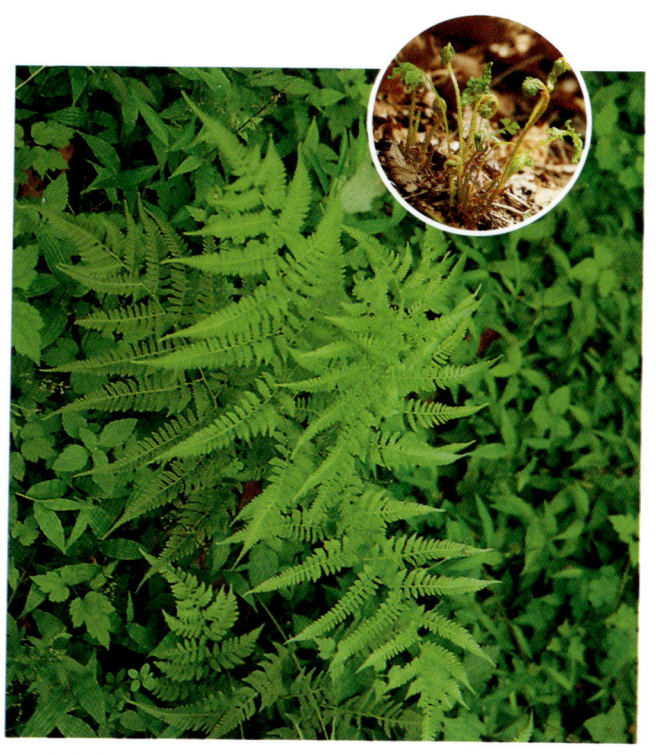

고사리과
- 효능 | 이뇨, 종기 · 부스럼
- 약용 부분 | 풀의 지상부땅 위로 올라온 것, 뿌리 줄기
- 채취 시기 | 봄, 가을

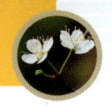

물레나물

생태 양지와 바닷가에서 흔히 자라는 다년초로서 높이가 0.5~1m이고 원줄기는 네모가 지며 윗부분이 녹색이고 밑부분이 목질로 되며 연한 갈색이고 가지가 갈라진다.

꽃받침잎은 5개이고 길이 1cm 정도로서 맥이 많으며 꽃잎은 낫같이 굽은 넓은 난형이며 암술대는 암술머리와 더불어 길이는 6~8mm이며 중앙까지 5개로 갈라진다. 삭과는 난형이고 종자에 작은 그물맥이 있고 한쪽에 능선이 있다.

암술대의 길이가 1cm이고 윗부분에서 1/3 정도 갈라지는 것을 큰물레나물이라고 한다. 어린 순을 나물로 하고 한방에서는 연주창·부스럼 및 구충에 사용한다.

약효와 사용 방법

- **종기·지혈** – 1일 양 5~10g을 300cc의 물로 반량으로 달여서 복용. 또, 35도의 소주 760㎖에 약 100g을 잘게 썰어 담가서 2개월 후에 1회 양으로 약 20cc를 복용해도 좋다.

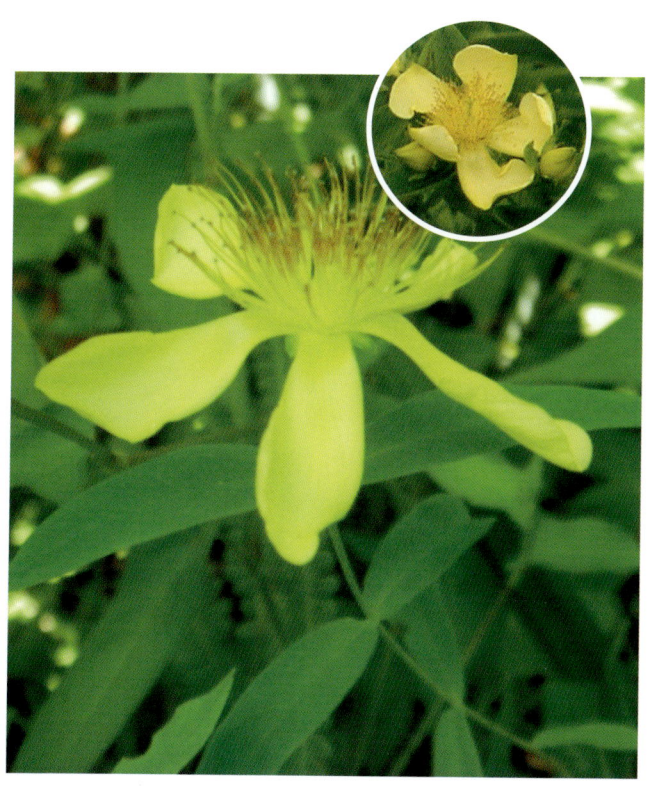

고추나물과 ■ 효능 | 종기 · 부스럼 · 지혈 ■ 약용 부분 | 전부
■ 채취 시기 | 7~8월, 열매가 있을 때

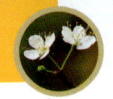

컴프리

생태 유럽산의 다년초로서 재배하고 있으며 높이는 60~90cm이고 짧은 털이 있으며 가지가 갈라지고 날개가 다소 있다.

잎은 호생하며 끝이 길게 뾰족하고 밑부분의 것은 엽병이 있으나 윗부분의 것은 없으며 잎이 달린 곳에서 밑으로 흘러 날개처럼 된다.

꽃은 6~7월에 피고 자주색, 연한 홍색 및 자색이며 화축은 1~2회 2개씩 갈라지고 끝이 꼬리처럼 말려서 밑을 향한다. 열매는 4개의 분과로 되며 분과는 난형이다. 컴프리란 영명 comfrey에서 온 이름이고 약용으로 하였으나 근자에는 사료작물로 심기도 하며 분포 중심지는 지중해 연안으로서 17종이 있다.

약효와 사용 방법

- **하리**이질 – 1일 양 5~10g을 물 300cc에 넣고 1/3 양이 되도록 달여 2~3회에 나누어 복용한다.

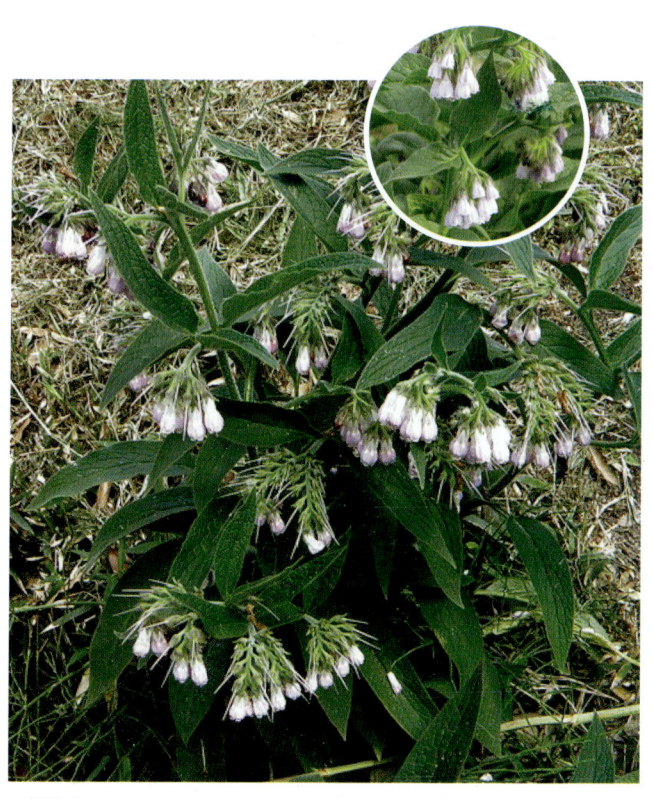

지치과 ■ 효능 | 하리를 멈추게 한다
■ 약용 부분 | 뿌리 ■ 채취 시기 | 꽃이 있을 때

씀바귀

생태 높이가 25~30cm에 달하는 다년초로서 윗부분에서 가지가 갈라진다. 근생엽은 꽃이 필 때까지 남아 있고 밑부분이 좁아져서 긴 엽병과 연결되며 가장자리에 톱니가 있거나 결각이 약간 생긴다.

경생엽은 2~3개이고 길이는 4~9cm로서 밑부분이 원줄기를 감싸고 가장자리에 잔 톱니가 있거나 우상으로 갈라진다. 꽃은 5~7월에 피며 소화가 7~8개이고 백색 꽃이 피는 것을 흰씀바귀, 황색 꽃이 피는 것을 꽃씀바귀라고 한다.

이른 봄에 뿌리와 어린 순은 나물로 하며 전초는 진정제로 사용한다.

약효와 사용 방법

- **부비강염** – 건조한 것을 성인 1회 양으로서 3~5g을 물 300cc에 넣고 반 정도 양이 될 때까지 달여 복용한다.
- **건위** – 1회 양으로서 5~10g을 물 400cc에 넣고 반량이 될 때까지 달여 하루 3회 복용한다.

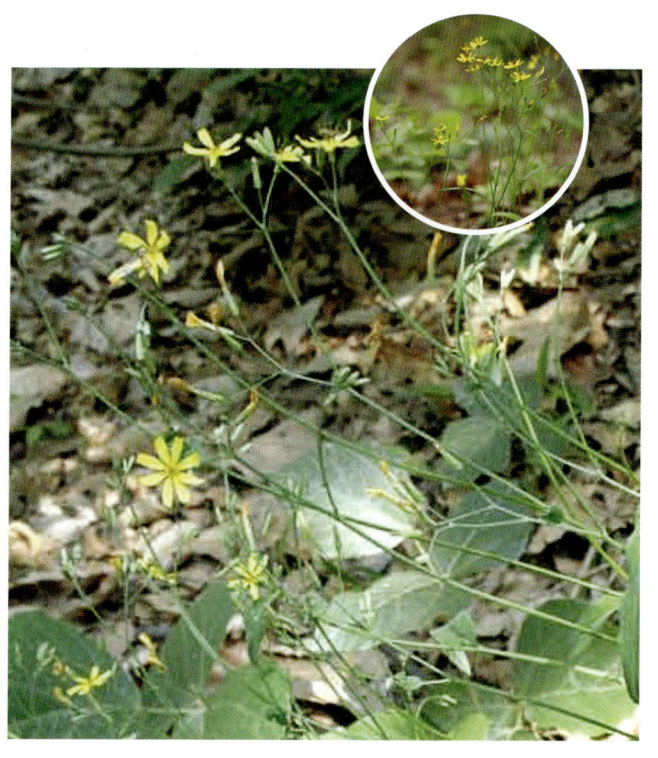

국화과 ■ 효능 | 부비강염副鼻腔炎 · 코가 막혔을 때 · 위를 튼튼하게 함
■ 약용 부분 | 전부   ■ 채취 시기 | 봄

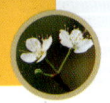

매자나무

생태 경기도 이북의 산록에서 자라는 낙엽 관목으로서 높이가 2m에 달하며 가지가 많이 갈라지고 소지에 구가 있으며 2년 가지는 적색 또는 암갈색으로 되고 가시는 길이가 5~10mm이다.

꽃은 양성으로서 5월에 피며 잎보다 짧은 총상화서에 달리고 화경은 길이가 2~4cm이며 소화경은 길이가 4~6mm이다.

열매는 지름은 6mm 정도로서 9월에 적색으로 익으며 잎이 가을철에 적색으로 된다.

잎이 도피침형인 것을 좁은잎매자, 열매가 긴 타원형인 것을 연밥매자라고 한다.

약효와 사용 방법

- 세안·눈곱이 나오는 결막염 등 – 약 5g을 달여 가제에 걸러 탈지면에 달인 즙을 적셔 가볍게 눈을 씻는다.
- 건위·정장 – 1일 양 2~4g을 물 200cc에 넣고 반 정도 양이 되도록 달여 마신다.

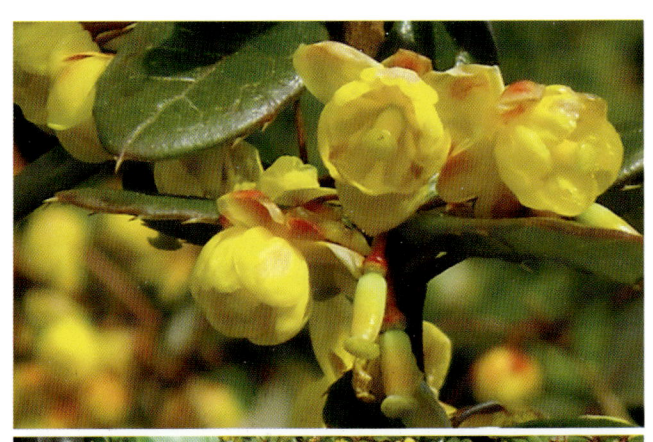

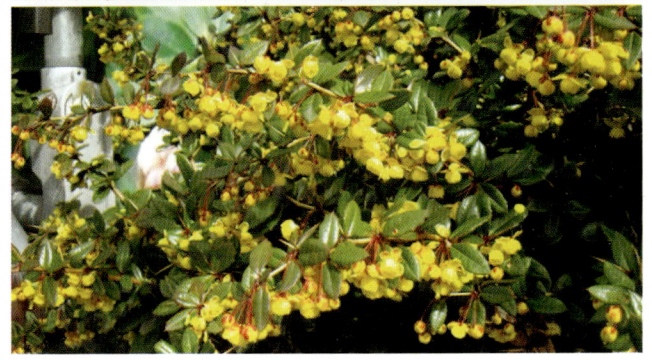

매자과 ■ 효능 | 세안洗眼 · 결막염 · 건위健胃 · 정장整腸
■ 약용 부분 | 가지   ■ 채취 시기 | 언제라도

둥글레

생태 산야에서 자라는 다년초로서 높이는 30~60cm이며 6줄의 능각이 있고 끝이 처지며 육질의 근경은 점질이고 옆으로 벋는다.

장과는 둥글고 흑색으로 익는다. 어린 순은 식용, 근경은 식용 및 자양강장재로 사용한다. 잎 뒷면에 유리조각 같은 돌기가 있고 꽃의 길이가 2~2.5cm인 것을 산둥글레, 잎뒷면 맥 위에 잔 돌기가 많고 꽃이 1~4개씩 달리는 것을 큰둥글레, 잎은 길이가 16cm, 나비는 5cm 정도이다. 꽃이 4개씩 달리는 것을 맥도둥글레, 전체가 크고 잎 뒷면에 털이 있으며 꽃이 2~5개씩 달리는 것을 왕둥굴레라고 한다.

약효와 사용 방법

- **자양·강장** – 둥글레를 1일 5~10g을 달여 복용. 또, 둥글레주로서 둥글레 100g, 정제 설탕 100g을 소주 720㎖에 담가, 반 년 후, 포에 걸러서 1회 20cc를 마시면 좋다.
- **타박상** – 둥글레의 분말을 식초에 응고시켜 개어서, 환부에 두껍게 바른다.

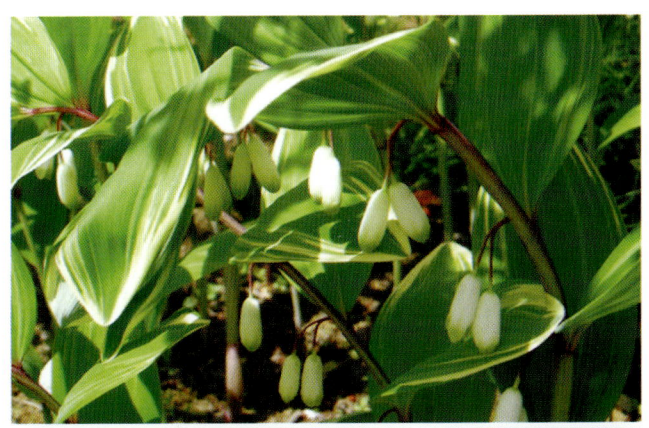

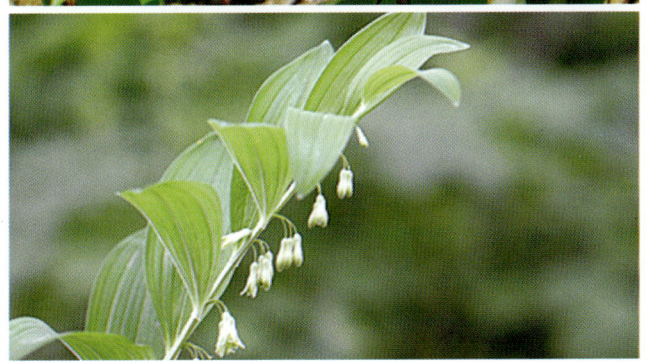

백합과 ■ 효능 | 자양영양 · 강장 · 타박상
■ 약용 부분 | 뿌리 줄기 ■ 채취 시기 | 여름~가을

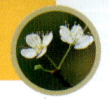

황새냉이

생태 논밭 근처나 습지에서 흔히 군생하는 2년초로서 높이는 10~30cm이고 밑에서부터 많은 가지가 갈라지며 하반부에 퍼진 털이 있고 흑자색이 돈다.
4~5월에 가지 끝과 원줄기 끝에서 자라는 총상화서에 백색 십자화가 20개 정도 달린다. 꽃받침잎은 4개이고 흑자색이 돌며 길이는 2mm 정도로서 긴 타원형이고 꽃잎은 꽃받침보다 2배 정도 길고 4강웅예와 1개의 암술이 있다.
열매는 길이가 2cm, 나비가 1mm 정도로서 털이 없으며 익으면 2조각이 뒤로 말리고 길이 7mm정도의 종자가 튀어나온다. 어린 순을 나물로 한다.

약효와 사용 방법
- **이뇨** – 성인 1일 양으로 잘 건조한 전초 5~10g을 물 400cc에 넣고 반 정도 양이 되도록 달여 1일 3회에 나누어 복용.
- **정장** – 하리이질의 기미가 있을 때 위와 같은 분량을 복용한다.

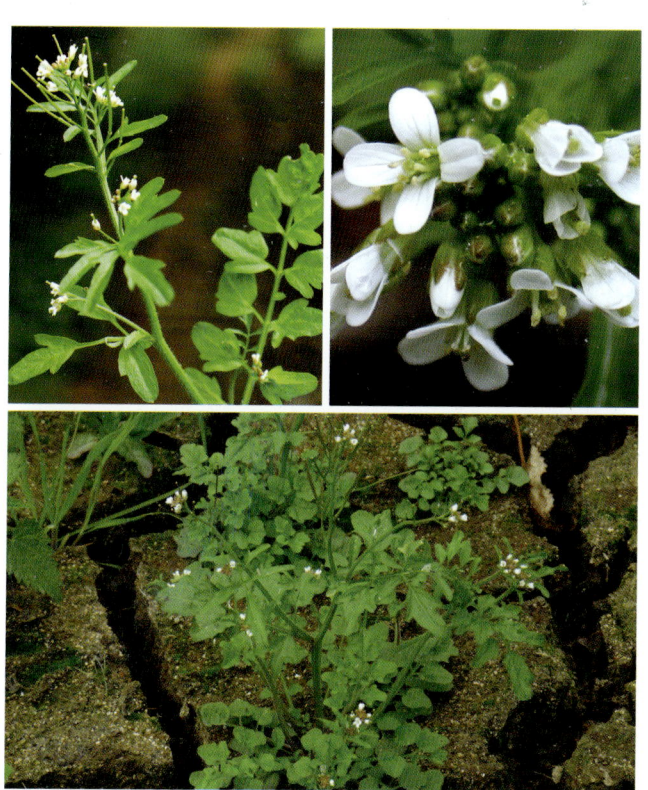

유채과 ■ 효능 | 이뇨·정장整腸
■ 약용 부분 | 전부 ■ 채취 시기 | 봄의 개화기

능소화

생태 중국산의 낙엽만경으로서 중부 이남의 절에서 심고 있으며 길이가 10m에 달하고 가지에 흡근이 생겨서 벽에 붙어 올라간다.

잎은 대생하며 소엽은 7~9개이고 길이는 3~6cm로서 양면에 털이 없으며 가장자리에 톱니와 더불어 녹모가 있다.

꽃은 8~9월에 피고 지름은 6~8cm로서 황홍색이지만 겉은 적황색이며 가지 끝의 원추화서에 5~15개의 꽃이 달린다. 꽃받침은 길이가 3cm이고, 열편은 털이 없으며 화관은 종형이고 통부가 꽃받침 밖으로 나오지 않으며 이강웅예와 1개의 암술이 있다.

삭과는 네모가 지고 2개로 갈라지고 10월에 익는다.

약효와 사용 방법

- **이뇨 · 통경** – 1일 양으로서 건조한 것 약 5g을 물 600cc에 넣고 1/2이 되도록 달여 3회에 복용.

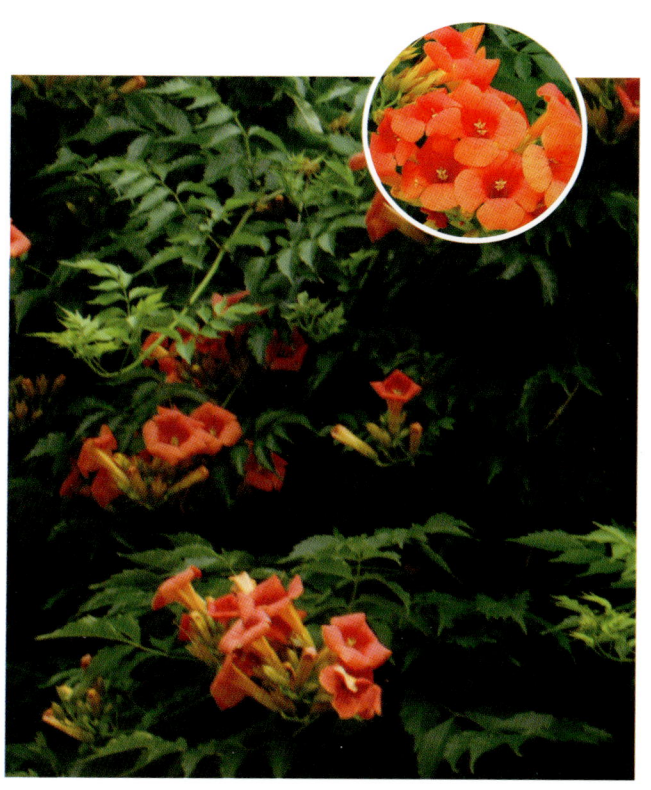

능소화과 ■ 효능 | 이뇨·통경通經
■ 약용 부분 | 꽃   ■ 채취 시기 | 여름

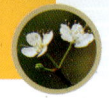

산마늘

생태 지리산·설악산 및 울릉도의 숲 속이나 북부지방에서 자라는 다년초로서 외피는 그물 같은 섬유로 덮여 있으며 갈색이 돈다. 꽃은 백색 또는 황색으로 5~7월에 피며 삭과는 3개의 심피로 되었고 끝이 오그라들며 종자는 흑색이다. 인경과 더불어 연한 부분을 식용으로 한다. 울릉도에서는 멩[命]이라고도 한다.

약효와 사용 방법

- **자양·강장** – 산마늘주를 다음의 설명에 따라 만든다. 산마늘의 비늘줄기 부분의 털을 잡아 뽑고 나서 물로 씻어 물기를 닦아 없앤다. 산마늘 채취량의 배 이상의 용량을 담을 수 있는 입이 넓은 병을 준비한다. 그 안에 비늘줄기를 자르지 않은 그대로 병의 반 정도 양까지 넣는다.

  채취한 비늘줄기 중량의 약 1할 정도 무게의 정제 설탕을 넣고, 35도의 소주를 병에 거의 꽉 찰 정도로 붓는다. 차고 어두운 곳에 두어 2개월 후부터 1일 1회 20~40cc를 한도로 복용한다. 좋지 않은 냄새가 강하기 때문에 취침 전에 복용하는 것이 좋다. 또, 양을 초과하지 않도록 주의할 것.

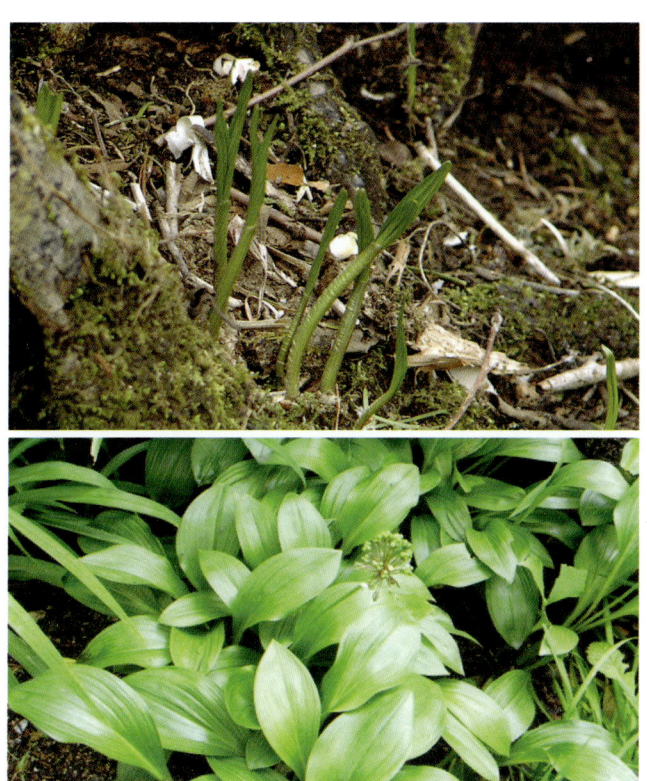

백합과 ■ 효능 | 자양 · 강장
■ 약용 부분 | 알줄기 ■ 채취 시기 | 봄~여름

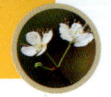

작약

생태 다년초로서 높이 50~80cm이고 뿌리가 방추형이며 굵고 자르면 붉은 빛이 돌기 때문에 적작약이라고 한다.
근생약은 1~2회 우상으로 갈라지며 윗부분의 것은 3개로 깊게 갈라지기도 하고 밑부분이 엽병으로 흐른다.

약효와 사용 방법

- **갑작스런 경련에 따른 통증** – 작약 감초탕 작약 3g, 감초 3g을 1일 양을 달여 복용한다. 위경련·신경통·담석 등의 산통 발작에는 1일 양을 달여, 1회에 한꺼번에 다 먹는다. 소아가 밤에 자주 우는 것에는 1/4로 감량해서 주면 좋다.
- **월경불순·냉증** – 사물탕 작약·당귀·천궁·지황 각 3g을 1일 양을 달여서 1일 3회로 복용한다. 피부가 까칠까칠하고 얼굴빛이 나쁜 체질과 위장 장애가 없는 사람은, 다음과 같은 여러 가지 증상에 적당하다. 산후의 피로회복·월경불순·냉증·동상·기미·피의 피 등.

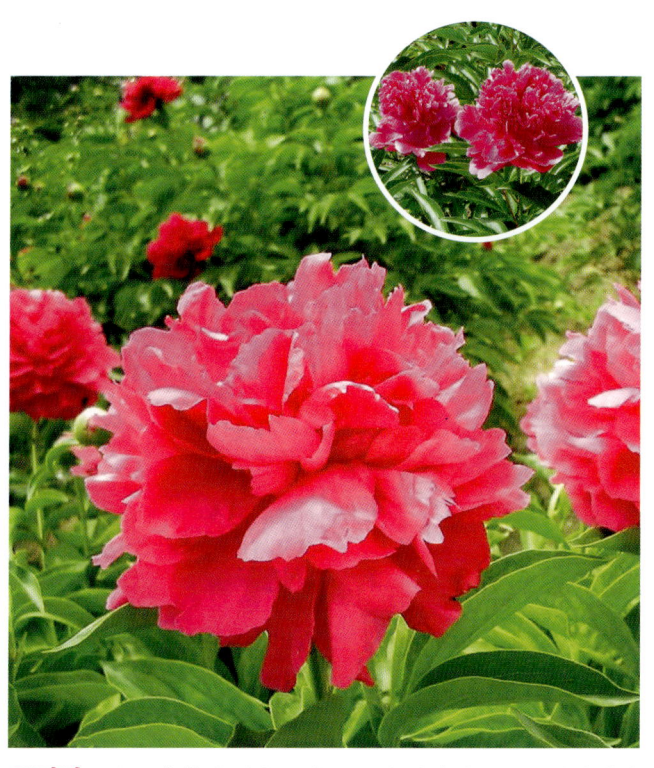

모란과 ■ 효능 | 월경 불순 · 냉증 등의 부인병 · 근육 경련에서 오는 복통
■ 약용 부분 | 뿌리   ■ 채취 시기 | 가을

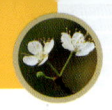

석곡

생태 남부지방의 바위 겉이나 노출된 고목수간에 붙어서 자라는 상록다년초로서 근경에서 굵은 뿌리가 많이 돋우며 여러 가지의 대가 나와 높이 20cm 정도 곧추 자라고 오래 된 것은 잎이 없으며 속새처럼 마디만 있고 녹갈색이다. 잎은 2~3년생이고, 겉은 녹색이고 끝이 둔하며 밑부분이 엽소와 연결된다.

꽃은 5~6월에 피고 백색 또는 연한 적색이며 향기가 있고 2년 전의 원줄기 끝에 1~2개가 달리며 밑부분에 비늘 같은 것이 약간 달린다. 중앙부의 꽃받침잎은 길이가 22~25mm, 나비가 5~7mm이고 측열편은 옆으로 퍼지며 꽃잎은 중앙부의 꽃받침과 길이가 비슷하거나 약간 짧다. 순판은 약간 짧고 뒤에 짧은 거가 있으며 밑부분으로는 암술을 양쪽에서 감싼다.

전초를 건위 및 강장제로 사용한다.

약효와 사용 방법

- **건위 · 강장** – 1회 양 1.5~3g을, 물 300cc에 넣고 반 정도의 양이 되도록 달여 복용한다.

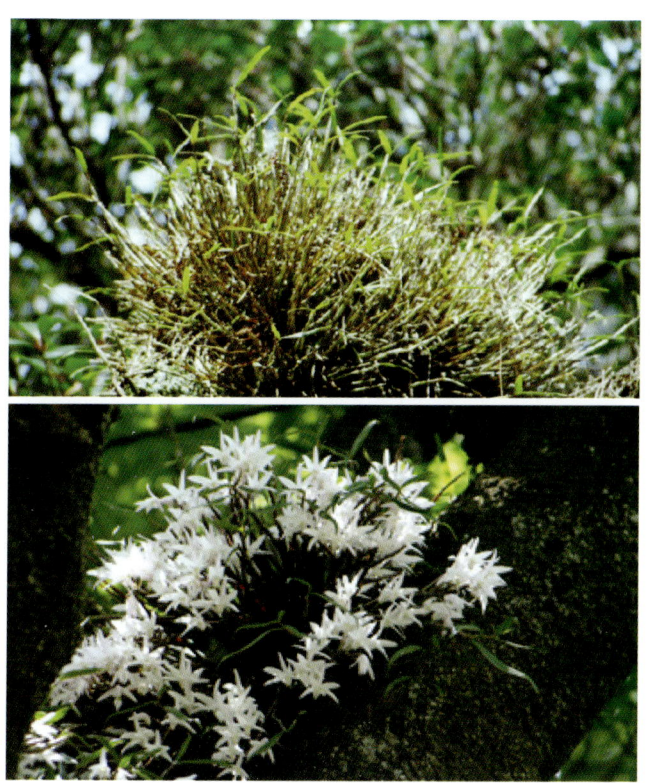

난초과 ■ 효능 | 위를 튼튼하게 함 · 강장 ■ 약용 부분 | 전부
■ 채취 시기 | 꽃망울, 꽃봉오리일 때

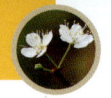

마취목

생태 잎의 유독 성분으로서 쓴맛의 아세보톡신, 글래야노톡신Ⅲ이 함유되어 있으며 그 외에 아세보친도 함유되어 있다. 꽃에는 크엘세틴, 독성이 강한 피엘스톡신 A · B · C가 있다.

약효와 사용 방법

- **농작물의 살충** – 잘 건조한 줄기잎을 10배 양의 물로 달여, 이 달인 즙만을 10배량의 물로 희석시켜 추워지면 작물에 뿌린다.

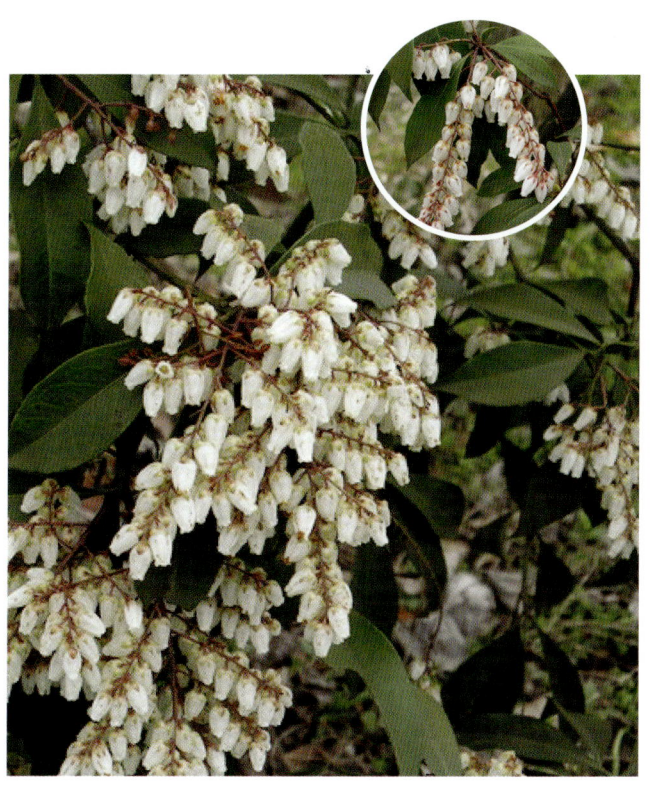

철쭉과 ■효능 | 살충제　■약용 부분 | 잎, 가지
■채취 시기 | 필요한 때

월계수

생태 유럽 남부지방이 원산지인 상록수로서 경남 및 전남에서 심고 있으며 높이가 12m에 달하고 가지와 잎이 무성하며 작은 가지가 녹색이다.

잎은 호생하고 길이는 8cm, 나비는 2~2.5cm로서 가장자리가 짙은 녹색이며 잎을 비비면 향기가 난다.

꽃은 이가화로서 봄철에 황색꽃이 엽액에 밀생하고 화피는 4개로 깊게 갈라지며 열편은 도란형이다.

수술은 8~14개이고 암술대는 짧으며 암술머리는 둥글고 열매는 10월경에 흑자색으로 익는다.

잎은 향료로 사용하며 잎이 달린 가지를 둥글게 틀어서 승리의 표지로도 사용한다.

약효와 사용 방법

- **류머티즘·신경통** – 1회에 2~3g의 월계수를 물 300cc로 1/3 양이 되도록 달여 복용한다.

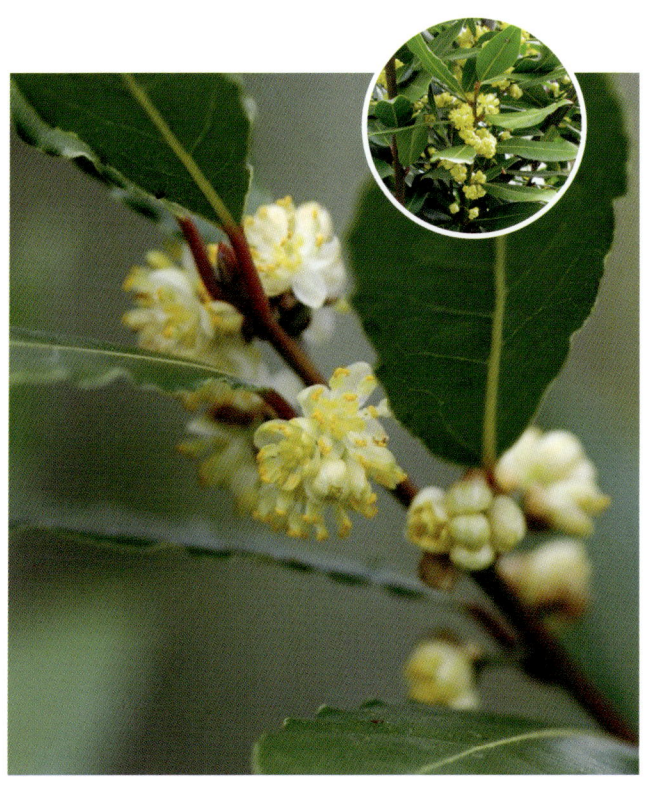

녹나무과 ■ 효능 | 류머티즘 · 신경통
■ 약용 부분 | 잎 ■ 채취 시기 | 9월경

병꽃나무

생태   산야에서 자라는 낙엽관목으로서 높이가 2~3m이다. 잎은 대생하며 엽병이 거의 없고 양면에 털이 있고 뒷면 맥 위에 퍼진 털이 있으며 가장자리에 잔 톱니가 있다.

꽃은 5월에 피고 황록색이 돌지만 적색으로 변하며 1~2개씩 액생하고 화경에 털이 있으며 꽃받침잎은 선형으로서 밑부분까지 갈라진다.

열매는 잔털이 있고 길이는 10~15mm로서 9월에 익으며 종자에 날개가 있다. 어린 가지에 퍼진 털이 있고 꽃이 핀 가지의 잎이 타원형이며 첨두예저이고 길이는 2~3cm로서 양면에 융모가 있으며 화경과 엽병에 퍼진 털이 있는 것을 흰털병꽃이라고 하며 위봉산에서 자란다.

약효와 사용 방법

- **이뇨** – 열매를 1일 양 3~10g, 물 300cc에서 반 정도의 양이 될 때까지 달여 3회에 나누어 복용한다. 잎일 때는 10~20g을 1일 양으로 한다.

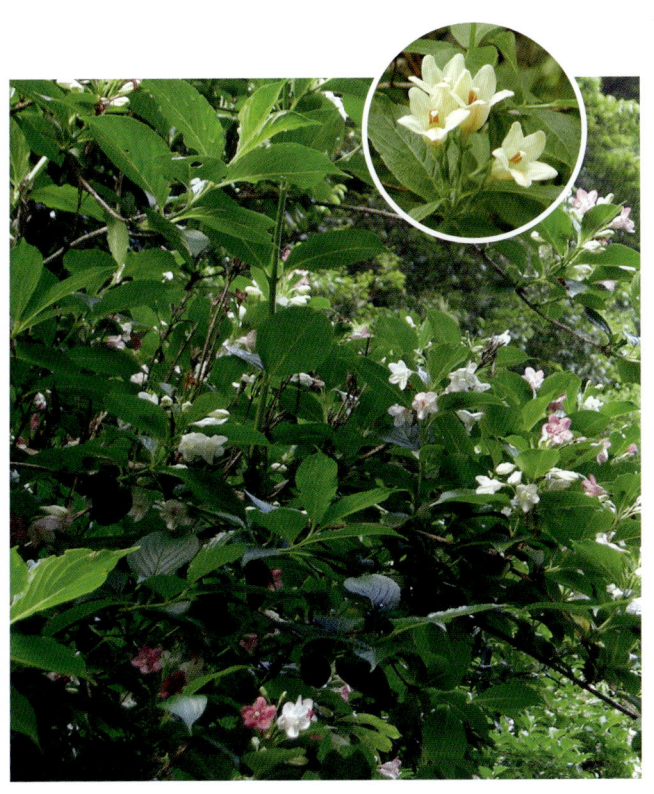

바위취과 ■ 효능 | 이뇨 ■ 약용 부분 | 잎, 열매
■ 채취 시기 | 잎은 개화 중, 열매는 9~10월

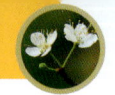

왕귤나무

생태 원산지는 유럽에서부터 중앙 아시아에 이르기까지 많이 분포되어 있다.

팔중왕귤나무는 꽃잎이 여러 겹으로 피어 왕귤나무의 변종인데 자홍색·심홍색·흰색·분홍색 등이 있어 한 겹으로 피는 것보다 더 아름답다.

뿌리줄기를 약용으로 하기 때문에 가을에 따내어 재빨리 씻어 햇빛에 말린다.

사포닌·사포톡신·사포나린 등을 함유한다.

약효와 사용 방법

- **거담, 만성 피부염** – 건조한 뿌리줄기를 분말로 해서 1회 양 0.5~1.5g을 물로 복용한다.

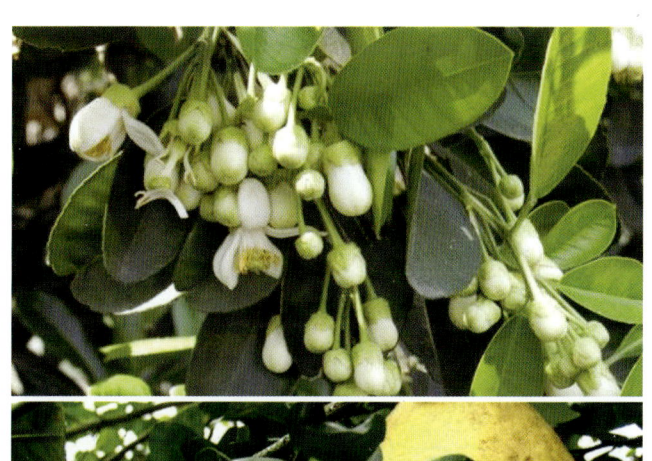

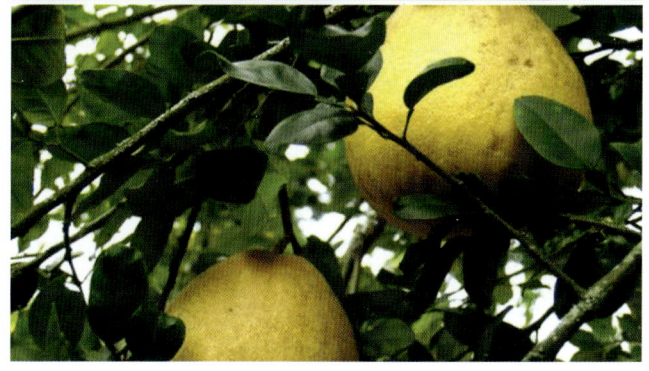

패랭이꽃과 ■ 효능 | 목에 달라붙은 담을 없애게 함 · 만성 피부염의 체질 개선
■ 약용 부분 | 뿌리 줄기　■ 채취 시기 | 여름

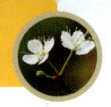

은행나무

생태 높이가 60m 이상, 지름이 4m에 달하는 낙엽교목으로서 잎은 호생하지만 긴 가지의 잎은 깊이 갈라지고 짧은 가지의 잎은 가장자리가 밋밋한 것이 많다.

꽃은 짧은 가지에 달리며 2가화로서 5월에 잎과 같이 핀다. 수꽃은 1~5개의 꼬리 화서에 달리고 화서축은 길이가 3~4cm이며 암꽃은 1가지에 6~7개씩 달리고 길이 2cm의 화경에 각각 2개씩 배주가 달리지만 그 중 1개만이 10월에 익는다.

열매의 황색 종의는 악취가 나며 빨리 썩고 종자는 2~3개의 능선이 있고 길이는 1.5~2.5cm이며 겉이 백색이기 때문에 백과라고도 한다. 배유는 황록색이고 식용으로 한다.

황색 열매의 겉모양이 살구와 비슷하기 때문에 은행나무라고 한다.

약효와 사용 방법

- **진해** – 속씨껍질의 가운데 종인을 1회 양에 5~10g 끓여서 먹으면 좋다.

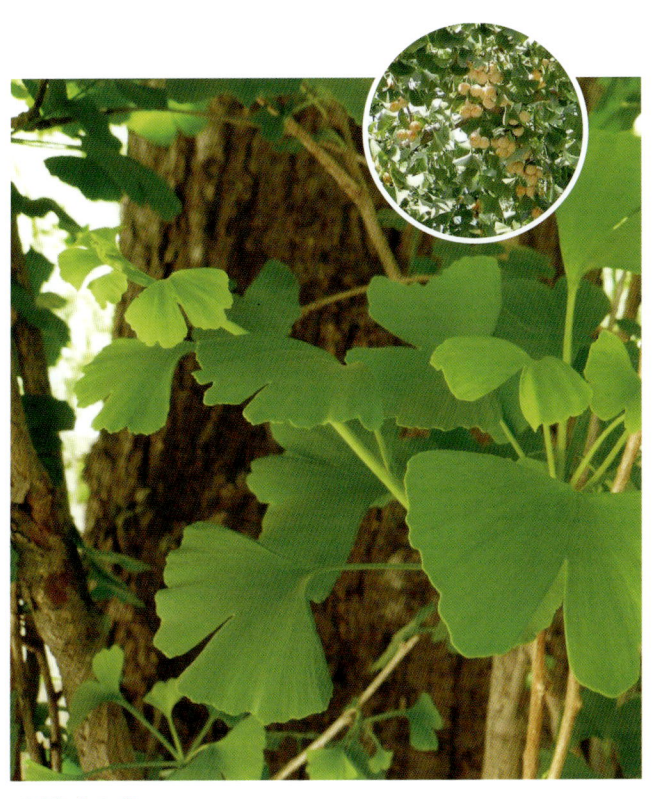

은행나무과 ■ 효능 | 진해기침을 멈추게 함
■ 약용 부분 | 종자   ■ 채취 시기 | 8~10월

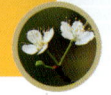

쥐똥나무

생태 낙엽수목으로서 가지가 가늘고 잔털이 있으나 2년지에서는 없어지며 암백색이고 많이 갈라진다.
꽃은 5~6월에 피며 가지 끝에 달리는 총상은 길이가 2~3cm이고 많은 꽃이 달리며 잔털이 많다.
꽃받침은 녹색으로서 4개의 톱니와 잔털이 있고 화관은 길이가 7~10mm로서 백색이고 4개로 갈라진다.
수술은 2개로서 화통에 달리고 암술대는 길이가 3~4.5mm이며 열매는 길이가 7~8mm로서 10월에 흑색으로 익는다.
2년지에는 털이 있고 잎이 긴 타원형 또는 도란형이며 어릴 때 표면에 털이 있고 뒷면 맥 위에 융모가 있는 것을 털쥐똥나무라고 한다.

약효와 사용 방법

- **사마귀 제거** – 사마귀의 근원을 견사로 감아서 녹인 백랍을 바른다. 1회로 효과가 없을 때에는 반복해서 한다. 그러나 납을 강장이나 이뇨에 이용한다는 것은 의문이다.

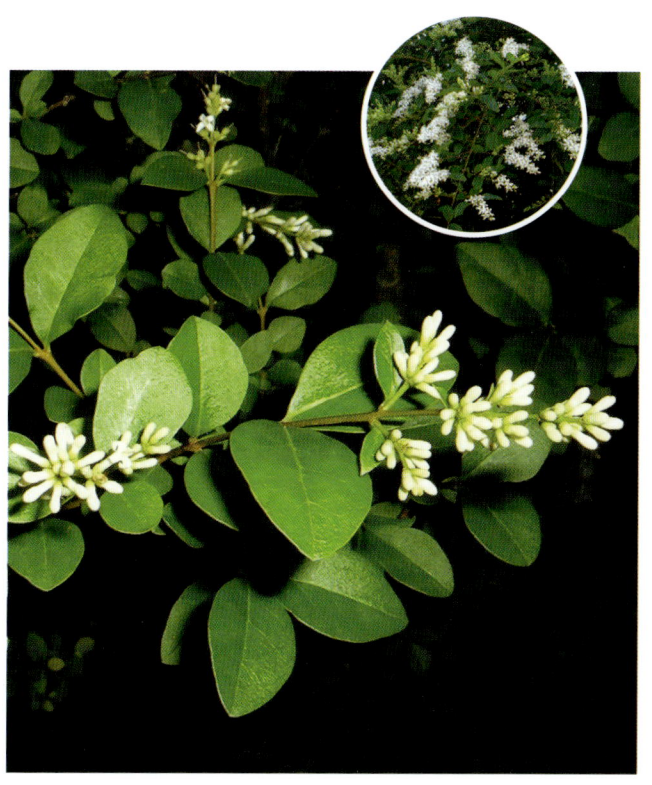

목서과 ■ 효능 | 사마귀 제거 ■ 약용 부분 | 백랍
■ 채취 시기 | 겨울

붓꽃

생태 높이가 60cm에 달하는 다년초로서 근경은 옆으로 벋으면서 새싹이 나오며 잔 뿌리가 많이 내린다.

원줄기는 총생하고 밑부분에 적갈색 섬유가 있다. 잎은 곧추서며 길이는 30~50cm, 나비는 5~10mm로서 융기한 맥이 없고 밑부분이 엽소 같으며 붉은 빛이 도는 것도 있다. 꽃은 5~6월에 피고 지름은 8cm로서 자주색이며 화경 끝에 2~3개씩 달리고 잎 같은 포가 있으며 녹색이며 뾰족하다.

삭과는 대가 있으며 길이 3.5~4.5cm로서 3개의 능선이 있고 종자는 갈색이고 삭과 끝이 터지면서 나온다. 민간에서는 근경을 개선 등의 피부병에 사용한다.

약효와 사용 방법

- **식중독** - 먹은 것을 토하게 하는데, 분말을 1회 양으로 성인 1~4g, 물로 마신다.
- **설사제** - 공복 시에 분말로 성인은 1회, 양은 4g을 물로 마신다.

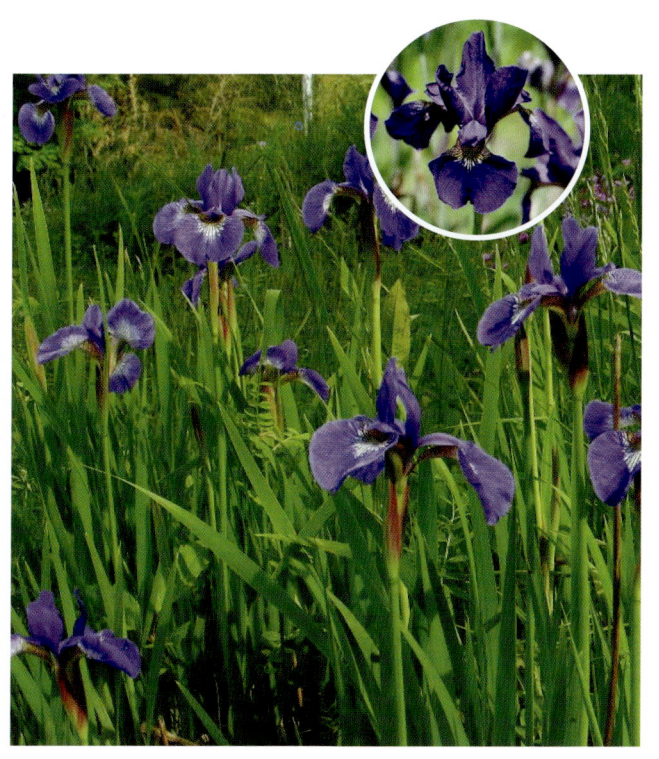

붓꽃과
- 효능 | 토하게 하고 설사하게 한다.
- 약용 부분 | 뿌리 줄기
- 채취 시기 | 여름에 잎이 노란색으로 변할 때쯤

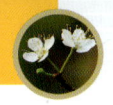

칠엽수

생태 일본이 원산지인 낙엽교목으로서 높이가 30m에 달하고 경기도 이남에서 관상용으로 심고 있다.

잎의 표면에는 털이 없고 뒷면에 적갈색의 부드러운 털이 있으며 가장자리에 복둔치가 있다. 원추화서는 가지 끝에 달리고 길이는 15~25cm, 지름은 6~10cm로서 짧게 퍼진 털이 있으며 꽃은 잡성으로서 6월에 피고 수꽃에 7개의 수술과 1개의 퇴화된 암술이 있으며 양성화는 7개의 수술과 1개의 암술이 있다.

꽃받침은 불규칙하게 5개로 갈라지고 꽃잎은 4개로 갈라진다.

약효와 사용 방법

- **기생성 피부병·백선 등** – 새싹에 나오는 점액을 바른다. 또 종자를 부순 것과 당약을 똑같이 나눈 양을 진하게 달여, 그 달인 즙으로 환부를 닦는다.
- **하리이질를 멎게 할 때** – 나무껍질 10~15g을 하루 양으로 해서 물 300cc로 반량이 될 때까지 달여서 복용한다.
- **동상** – 종자를 분말로 한 것을 물로 개어 환부에 바른다.

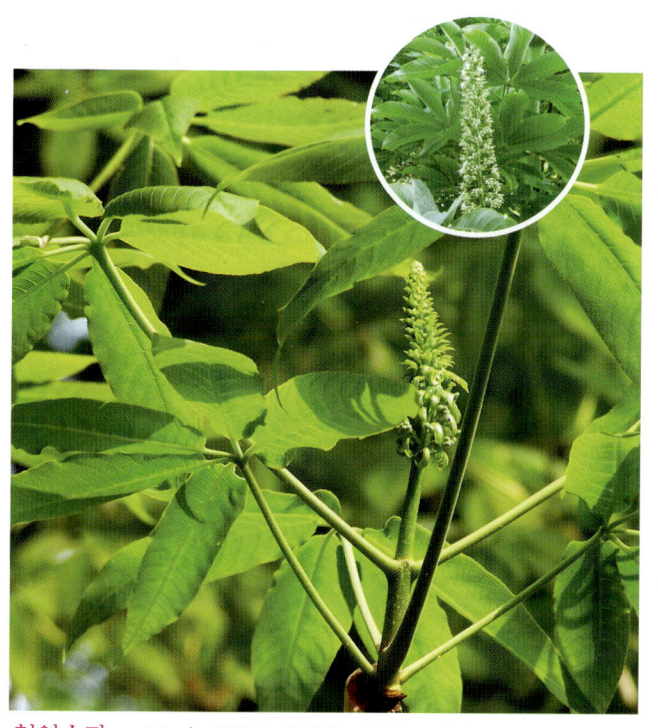

칠엽수과 ■ 효능 | 기생성 피부병 · 동상 · 하리이질
■ 약용 부분 | 잎의 싹 · 나무 껍질 · 종자
■ 채취 시기 | 싹은 4월 나무 껍질은 필요한 때, 종자는 9~10월

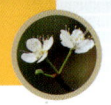

녹나무

생태 제주도에서 자라는 상록교목으로서 높이 20m, 지름 2m에 달하고 소지는 황록색이며 윤기가 있고 털이 없다. 잎은 양면에 털이 없고 가장자리에 파상의 톱니가 있으며 뒷면은 회록색이지만, 어린 잎은 붉은 빛이 돌고 엽병은 털이 없다.

꽃은 양성으로서 5월에 피며 백색에서 황색으로 되고 새 가지의 엽액에서 나오는 원추화서에 달리며 화피열편은 3개씩 2줄로 배열되고 4줄로 배열된 12개의 수술과 1개의 암술이 있으며 안쪽의 수술은 꽃밥이 없다.

열매는 둥글고 지름은 8mm로서 10월에 자흑색으로 익는다. 한때 지엽과 뿌리로 장뇌를 만들었으며 목재는 건축재 또는 가구재로 사용한다.

약효와 사용 방법

- **타박상** – 장뇌를 구해서 분말로 하여, 황백말에 2%의 비율로 넣어 계란 흰자위로 개어 아픈 부분에 두껍게 바른다.

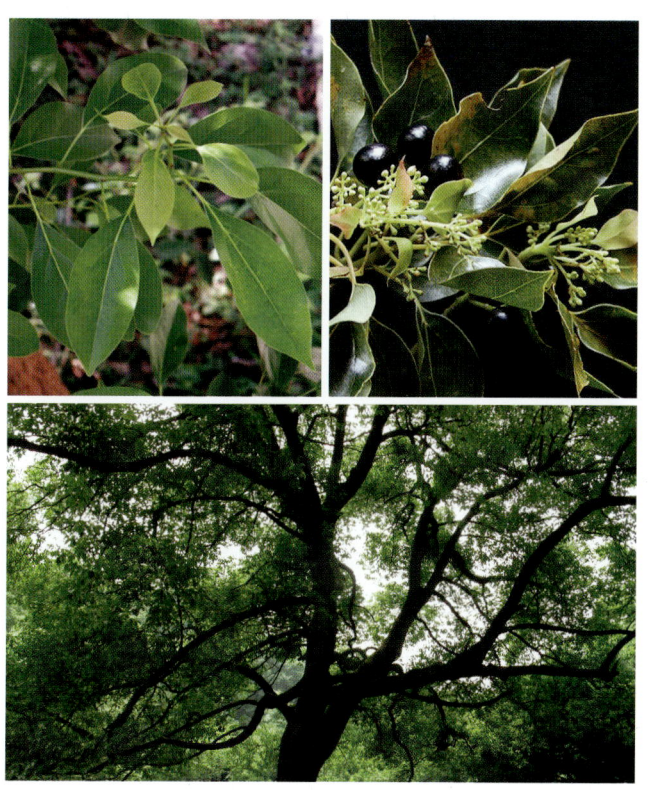

녹나무과 ■ 효능 | 타박상
■ 약용 부분 | 가지 잎에서 돋아나오는 장뇌樟腦

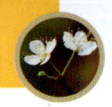

소태나무

생태 산지에서 자라는 낙엽소교목이지만 흔히 관목상으로서 수피가 오랫동안 갈라지지 않고 작은 가지는 털이 없으며 적갈색 껍질에 황색 피목이 산생한다.

꽃은 이가화로서 6월에 피며, 지름은 4~7mm로서 녹색이 돌고 지름이 8~15cm의 산방화서에 달린다. 4~5개의 꽃잎과 수술이 있으며 합생하는 암술대가 갈라진 자방 밑에 달리고 암술머리가 4개로 갈라진다.

열매는 길이가 6~7mm로서 9월에 적색으로 익고 밑부분에 꽃받침이 달려 있으며 잎은 가을에 황색으로 된다.

수피에 quassin이 들어 있어 매우 쓰며 구충 및 건위제로 사용하거나 섬유재료로 사용한다.

약효와 사용 방법

- **건위제** – 쓴맛이 강하기 때문에 분말 1회 양 0.2g을 그대로 복용한다.

  분말로 먹기 어려울 때는, 하루 양 5~10g을 200~300cc의 물에 1/3의 양이 되도록 달여 식전 30분에 복용한다.

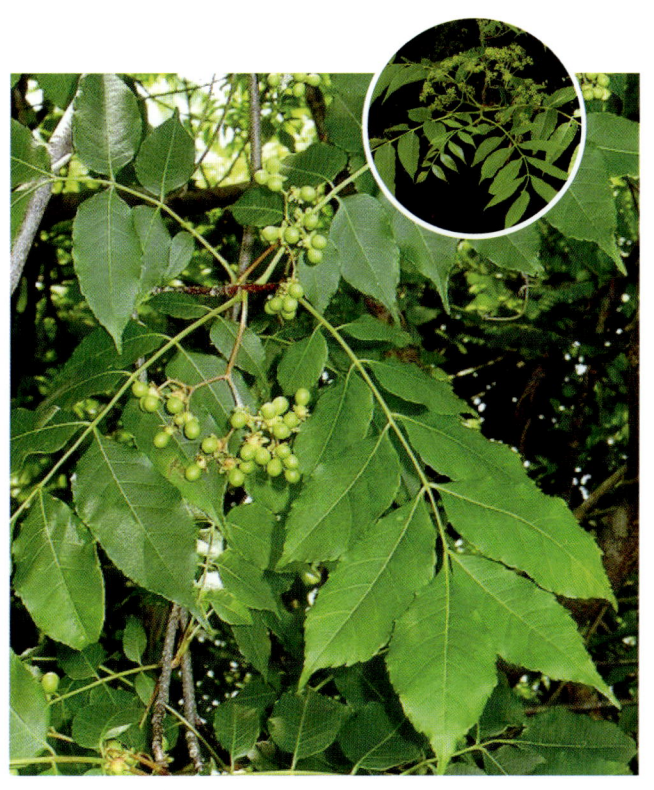

소태나무과 ■ 효능 | 건위제 위를 튼튼하게 함
■ 약용 부분 | 나무 부분   ■ 채취 시기 | 6~7월

자목련

생태 중국에서 100여 년 전에 들어온 낙엽교목으로서 각지에서 관상용으로 심고 있으며 부산 범어사의 것이 가장 오래 된 것이라고 생각된다.

높이가 15m에 달하고 가지가 많이 갈라진다. 꽃은 4~5월에 잎보다 먼저 피며 암자색이고 꽃받침열편은 피침형이며 길이는 3cm, 나비는 7~8mm로서 기부가 뒤로 젖혀지고 윗부분이 안으로 꼬부라진다.

꽃잎은 6개이며 겉은 짙은 자주색이고 안쪽은 연한 자주색이며 길이는 10cm, 나비는 3~4cm이다. 열매는 난상 타원형이고 갈색이며 익으면 백색실 같은 종병에 매달린 종자가 나온다.

약효와 사용 방법

- **축농증 · 비염** – 목련과 같은 방법으로 신이 15g, 창이자 9g, 백지 30g, 박하잎 15g을 고운 분말로 해서 1회 6g씩, 매 식후에 복용한다.

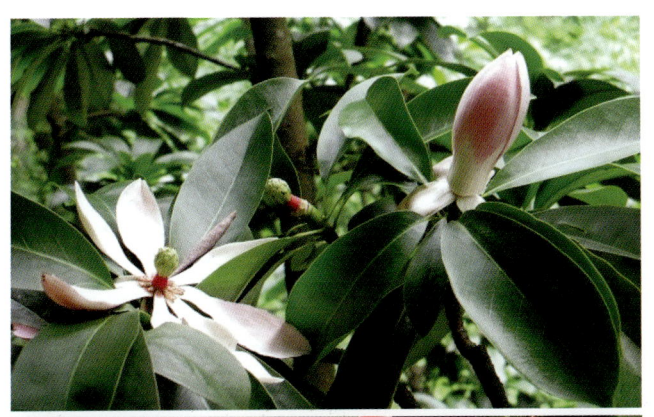

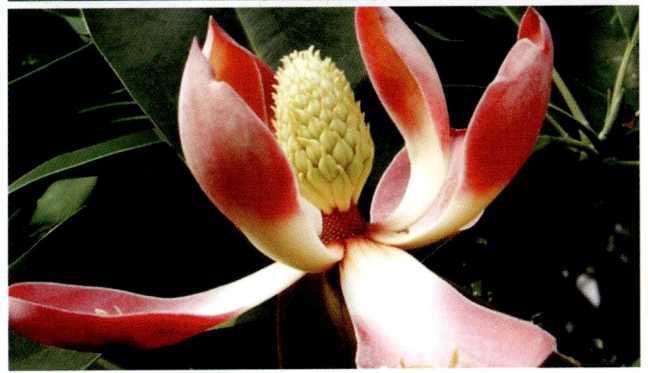

목련과 ■ 효능 | 축농증·비염
■ 약용 부분 | 꽃의 봉오리 ■ 채취 시기 | 개화 전

괭이밥

생태 각처의 빈 터에서 흔히 자라는 다년초로서 원뿌리가 깊이 땅 속으로 들어가고 그 위에서 많은 대가 나와 옆으로 또는 위를 향해 비스듬히 자라며 가지가 많이 갈라지고 길이는 10~30cm이다.

잎은 호생하며 긴 엽병 끝에 3개의 소엽이 옆으로 퍼져 있으나 광선이 없을 때는 오므라든다.

봄부터 가을까지 엽액에서 긴 화경이 곧추나와 그 끝에 1~8개의 꽃이 달리며 지름은 8mm 정도로서 황색이고 5개의 꽃받침 잎과 꽃잎 및 10개의 수술이 있다.

삭과는 길이가 15~25mm로서 많은 종자가 들어 있고 종자는 렌즈 모양이며 양쪽에 옆으로 주름살이 진다. 식물체는 신맛이 있고 그대로 먹을 수 있다.

약효와 사용 방법

- **기생성 피부염** – 생전초를 따내어 줄기 잎을 짜낸 즙을 만들어 골고루 바른다.

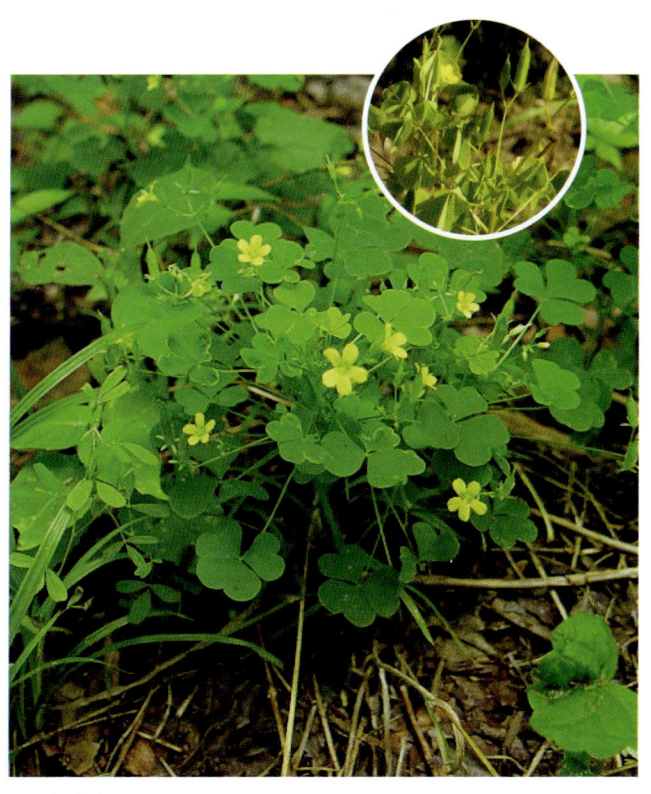

괭이밥과 ■ 효능 | 기생성 피부병
　　　　　■ 약용 부분 | 전부　■ 채취 시기 | 개화 중의 것

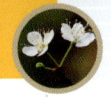

찔레나무

생태 산야에서 자라는 낙엽관목으로서 높이가 2m에 달하며 가지 끝이 밑으로 처지고 어린 가지에 털이 있는 것도 있다.

꽃은 5월에 피고 지름은 2cm 정도로서 백색 또는 연한 홍색이며 소화경에 털이 없거나 선모가 약간 있고 꽃받침잎은 피침형으로서 뒤로 젖혀지며 안쪽에 융모가 있다. 꽃잎은 도란형이고 미요두이며 향기가 있고 열매는 둥글며 9월경에 적색으로 익는다.

수과는 백색이고 털이 있다. 잎과 화서에 선모가 많은 것을 털찔레, 꽃이 작은 것을 좀찔레, 탁엽의 가장자리가 거의 밋밋하고 암술대에 털이 있는 것을 제주찔레, 전자와 비슷하지만 꽃이 적색이고 탁엽에 톱니가 있는 것을 국경찔레라고 한다.

약효와 사용 방법

- **이뇨·설사제** – 하루 양 2~5g을 달여 복용.
- **종기·부스럼·여드름** – 하루 양 2~5g을 달여 복용하든가, 달인 즙으로 환부를 바른다.

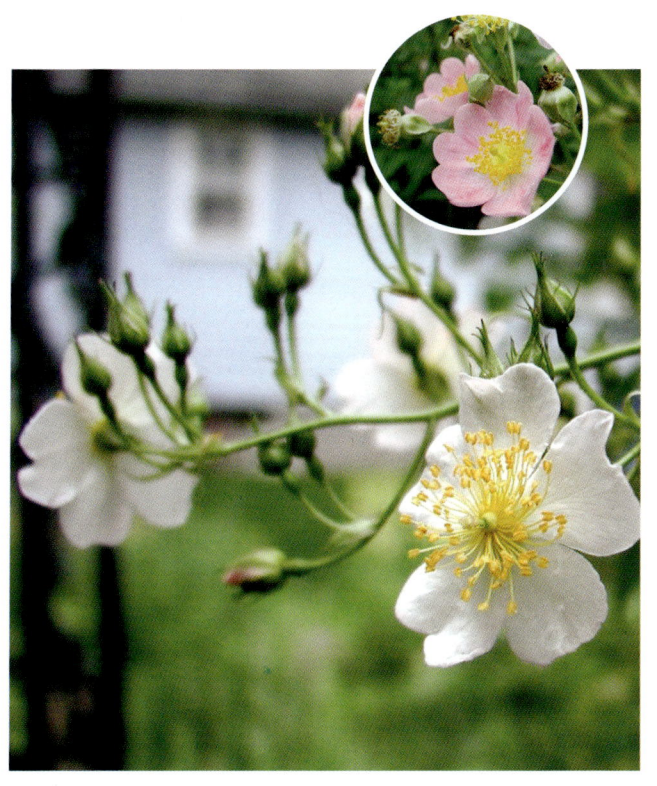

장미과 ■ 효능 | 이뇨 · 설사제 · 종기 · 부스럼 · 여드름
■ 약용 부분 | 헛열매 ■ 채취 시기 | 가을

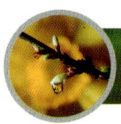

여름의 약초

해바라기
거지덩굴
천마
범의귀
참깨
박하
향부자
술패랭이꽃
질경이
댕댕이 덩굴
이질풀
털여뀌
쇠비름
잔대
쑥
참으아리
부처꽃
염주
오리나무 더부살이
매밀
달래
사철나무
노루발풀

청사조
초종용
절국대
지치
황금
흰털냉초
동아
명아주
쟁의비름
개양귀비
새삼 · 토사
미역취
탱알 · 개미취
왕원추리
오수유
접시꽃
자리공
아주까리
일일초
맥문동
콩(대두콩)
소철

예덕나무
소나무
후박나무
긴강남차 · 결명자
돌외
가시오갈피
차풀
수염가래꽃
석결명
회화나무
율무
황벽나무
석류나무
창질경이
울금
개다래나무
매자기
계수나무
쥐꼬리망초
노간주나무
참나리
천궁

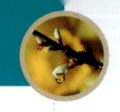

해바라기

생태 아메리카산의 1년초로서 각지에서 심고 있으며 높이가 2m에 달하고 전체적으로 굳은 털이 있다.

잎은 호생하며 엽병이 길고 끝이 뾰족하고 길이는 10~30cm로서 가장자리에 큰 톱니가 있다.

꽃은 8~9월에 피며 지름은 8~60cm로서 옆을 향해 달리고 가장자리의 설상화는 밝은 황색이며 중성이고 통상화는 갈색 또는 황색이며 양성이고 총포는 반구형이며 포편은 끝에 긴 연모가 있다.

수과는 백색 또는 회색이며 흑색 줄이 있고 길이는 9mm, 나비는 4~8mm로서 끝부분을 제외하고는 평활하다.

종자는 기름을 짜서 식용으로 하거나 종자 자체를 식용으로 하며 많은 품종이 개발되었다. 해바라기란 옆으로 향한 꽃이 햇볕을 향한다는 뜻이다.

약효와 사용 방법

- **자양** – 일반 가정에서 기름을 짜는 것은 무리이기 때문에 프라이팬에 타지 않을 정도로 볶아서 먹는다.

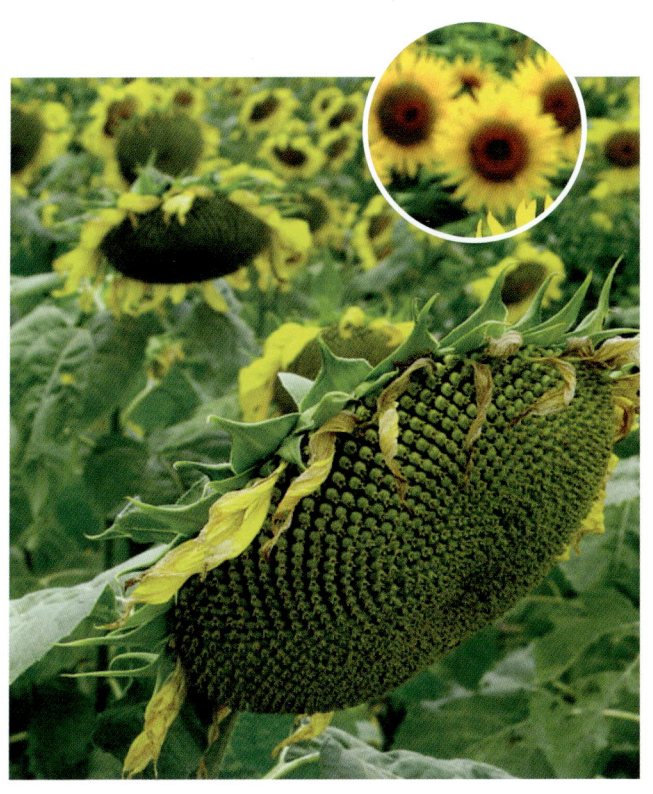

국화과 ■ 효능 | 자양 · 고혈압 예방
　　　　■ 약용 부분 | 종자　■ 채취 시기 | 9월

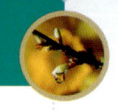

거지덩굴

생태 남쪽 섬에서 자라는 덩굴성 다년초로서 잎에 다세포의 백색털이 약간 있을 뿐이고 털이 거의 없으며 뿌리가 옆으로 길게 벋고 새싹이 군데군데에서 나오며 원줄기는 녹자색으로서 능선이 있고 마디에 긴 털이 있으며 다른 식물체로 뻗어서 왕성하게 퍼진다.

꽃은 7~8월에 피며 연한 녹색이고 꽃받침은 작으며 꽃잎과 수술은 각각 4개이고 1개의 암술이 있으며 화판이 적색이다.

장과는 둥글고 흑색으로 익으며 지름은 6~8mm로서 상반부에 옆으로 달린 1개의 줄이 있고 종자는 길이가 4mm 정도이다.

뿌리는 오감묘라고 하며 초석이 들어 있고 민간에서 진통 및 이뇨제로 사용한다.

약효와 사용 방법

- **부스럼과 독 있는 벌레에 물렸을 때** – 생뿌리를 빻아서 나온 점액을 환부에 바르고 붙인다.

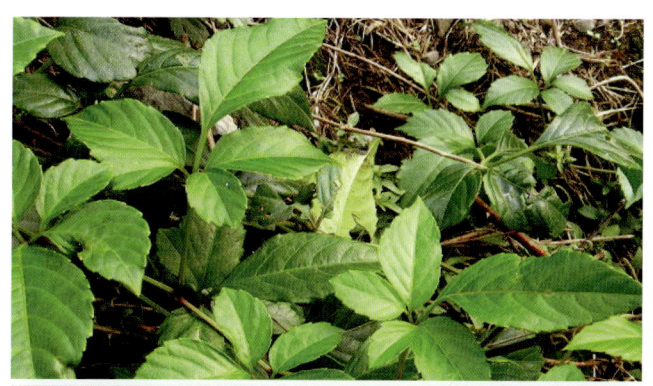

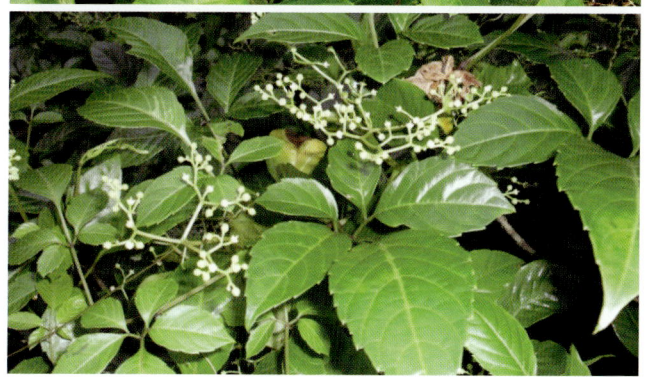

<u>포도과</u> ■ 효능 | 종기·부스럼·독 있는 벌레에게 물려서 부었을 때·고혈압 예방
■ 약용 부분 | 뿌리 줄기 ■ 채취 시기 | 7~8월

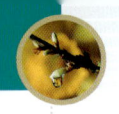

천마

생태   부식질이 많은 계곡의 숲 속에서 자라는 다년초로서 높이가 60~100cm이며 잎이 없고 감자 같은 괴경이 있다. 괴경은 길이는 10~18cm, 지름은 3.5cm로서 옆으로 뚜렷하지 않은 데가 있다.

꽃은 6~7월에 피고 황갈색이며 많은 꽃이 달리고 포는 막질이며 잔맥이 있다.

외화피 3개는 합쳐져서 표면이 부풀기 때문에 찌그러진 단지처럼 보이고 윗부분이 3개로 갈라지며 안쪽에 2개의 내화피가 달리므로 윗부분이 5개로 갈라진 것같이 보인다.

삭과는 길이가 12~15mm로서 끝에 화피가 있다.

전초를 강장제로 사용하거나 신경쇠약·현기증 및 두통에 사용한다.

약효와 사용 방법

- **두통·현기증이 일어날 때** – 잘 건조시킨 뿌리줄기 천마 3~6g을 1일량으로 물 200cc에 넣고 반량이 될 때까지 달여서 1일 3회, 식전이나 식후에 복용한다.

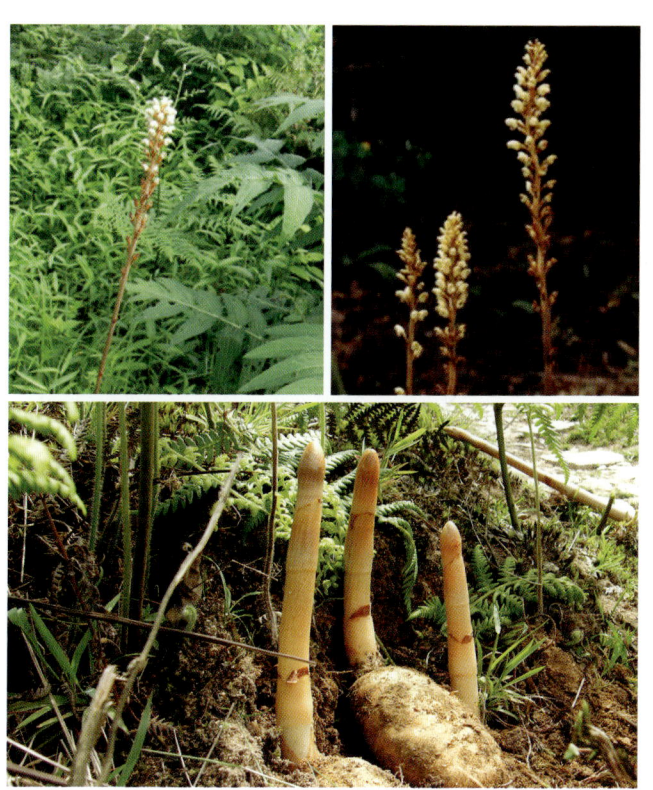

박과 ■ 효능 | 두통, 현기증이 일어날 때
■ 약용 부분 | 뿌리 줄기　■ 채취 시기 | 6월

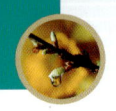

범의 귀

생태 잎이 호랑이의 귀를 닮았다고 해서 붙여진 이름이다. 상록의 다년초로서 산지의 바위 위에 자라는데, 5~7월경 줄기 끝에 원주형의 화서를 내어, 백색꽃이 듬성듬성 핀다.
초산 칼륨, 염화 칼륨을 함유하고 있으며, 이것들은 모두 이뇨작용이 있다.
또 최근에는 해독작용이 있는 벨게닌이 함유되어 있다는 사실도 밝혀졌다.

약효와 사용 방법

- **소아의 경련** – 신선한 생잎을 물에 씻어 식염을 조금 뿌리고 비벼서 나온 즙을 입에 문다.
- **중이염** – 이 풀은 옛날부터 귀의 약으로 유명했다. 아프거나, 고름이 나오는 중이염에 물에 씻은 신선한 잎을 비벼서 나온 즙을 몇 방울, 귓구멍에 흘려 넣는다.
- **종기** – 신선한 생잎을 물에 씻어 불에 쬐어 부드럽게 하여 직접 환부에 붙이면 자연적으로 고름이 나온다.
- **가벼운 부종** – 건조시킨 잎 10g을 1일 양으로 달여 마신다.

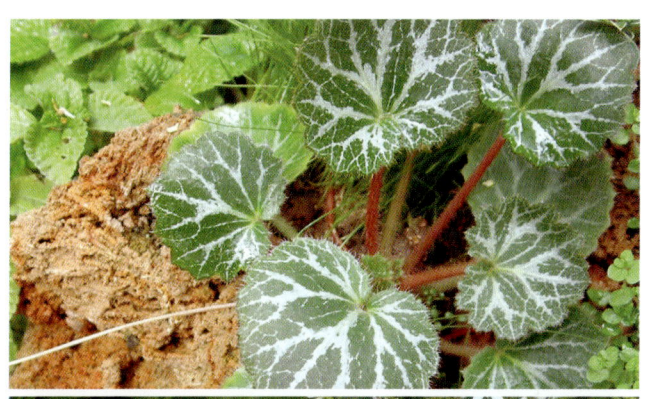

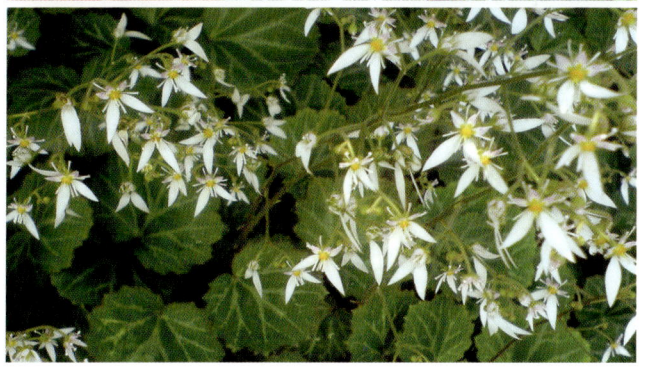

여뀌과 ■ 효능 | 소아의 경련 · 중이염 · 종기 · 부종 · 치질 · 현기증이 일어날 때
■ 약용 부분 | 뿌리 줄기   ■ 채취 시기 | 10월

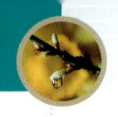

참깨

생태 인도 및 이집트 원산으로 보고 있는 1년초로서 높이가 1m에 달하고 예부터 재배해 왔으며 원줄기는 사각형이고 잎과 더불어 연모가 밀생한다.

엽병은 길이가 10 cm 정도로서 끝이 뾰족하고 밑부분이 거의 둥글거나 뾰족하며 가장자리가 밋밋하고 밑부분의 것은 3개로 갈라지기도 하며 엽병 기부에 황색 소돌기가 있다.

꽃은 7~8월에 피고 백색 바탕에 연한 자줏빛이 돌며 윗부분의 엽액에 달리고 꽃받침이 5개로 깊게 갈라지며 화관은 길이가 2.5cm로서 양순형이고 상순은 2개, 하순은 3개로 갈라지며 4개의 수술 중 2개가 길다. 열매는 길이가 2.5cm로서 4실이며 종자는 백색, 황색 또는 흑색이다.

종자를 식용으로 하거나 기름을 짠다.

약효와 사용 방법

- **강장** – 흑참깨를 깨 가는 기구로 갈고 소량의 식염을 첨가해 찻숟가락으로 1잔씩 아침저녁으로 식후에 복용한다.

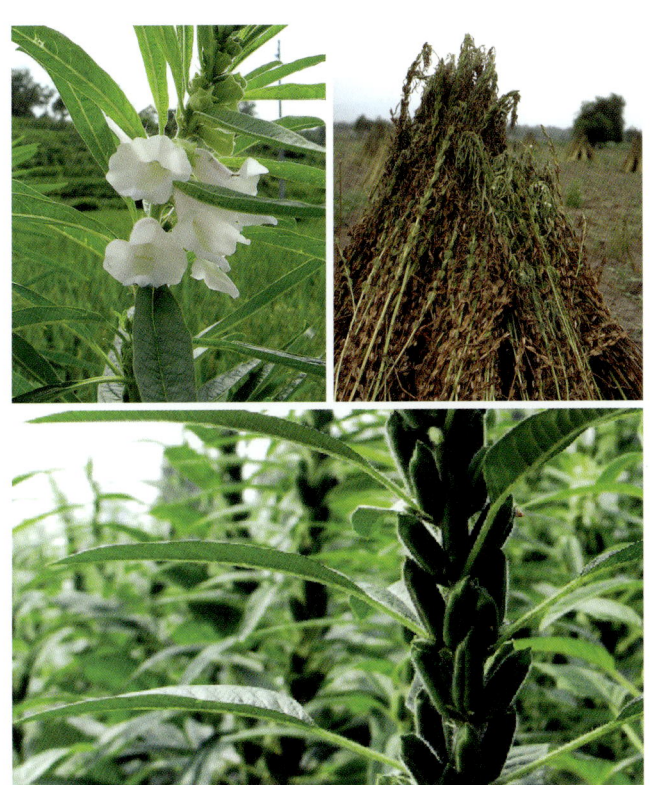

참깨과 ■효능 | 강장 ■약용 부분 | 종자 ■채취 시기 | 가을

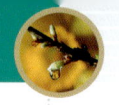

박하

생태   들이나 습지에서 자라는 다년초로서 한때 약용식물로 재배하였으며 높이가 50m에 달하고 둔한 사각이 지며 잎과 더불어 털이 약간 있다.

꽃은 7~9월에 피며 연한 자주색이고 윗부분과 가지의 엽액에 모여 달려 층을 이루며 꽃받침보다 짧은 소화경이 있다.

꽃받침은 녹색이고 길이가 2.5~3mm로서 끝이 5개로 갈라지며 화관은 길이가 4~5mm로서 4개로 갈라지며 수술은 4개이고 분과는 타원형이며 길이는 2~3mm 정도이다. 잎에서 박하유를 뽑는다.

약효와 사용 방법

- **건위** – 건조시킨 줄기, 잎을 잘게 조각내어 찻숟가락으로 1 숟갈 가득한 정도에 끓는 물을 붓고 식전이나 식후에 복용하면 좋다.
- **구풍** – 배가 거북하거나, 기분이 나쁠 때에 위와 같은 분량으로 마신다. 가스를 방출시켜 기분이 좋게 된다.

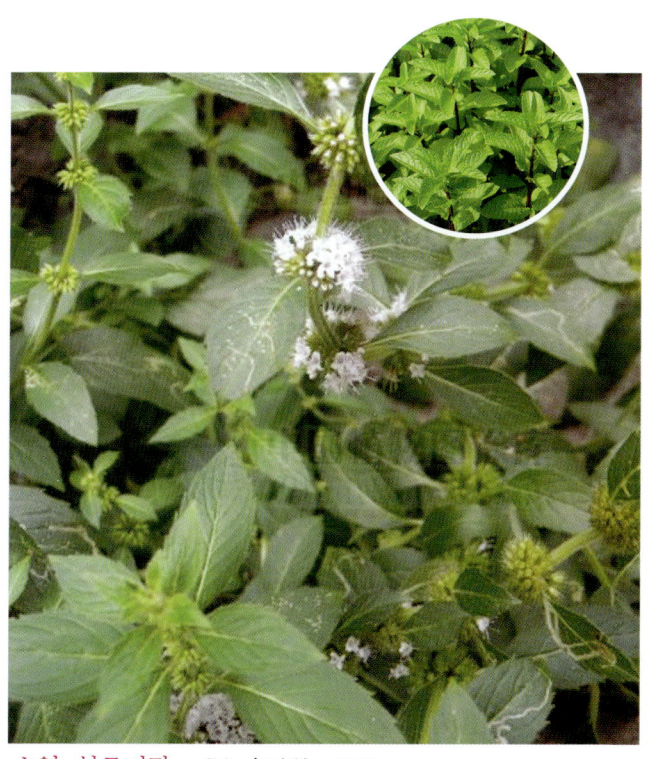

소엽, 차조기과 ■ 효능 | 건위 · 구풍
■ 약용 부분 | 뿌리를 제거한 땅 위로 올라오는 부분 ■ 채취 시기 | 9~10월

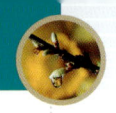

향부자

생태 바닷가와 냇가의 양지쪽에서 자라는 다년초로서 밑부분에 낡은 괴경이 있어 굵어지고 근경은 옆으로 뻗으며 끝부분에 괴경이 생기고 수염뿌리가 내린다. 괴경의 살은 백색이며 향기가 있다. 화경을 둘러싼다. 7~8월에 잎 사이에서 화경이 나와 꽃이 피고 수과는 긴 타원형이고 흑갈색이며 암술대는 3개로 갈라진다. 괴경을 부인병의 통경 및 진경에 사용하고 민간에서 폐결핵 진해제로도 사용한다.

약효와 사용 방법

향부자 한 가지만으로는 사용하지 않고 다음의 한방 처방에 첨가해서 사용한다.

- **감기 초기** – 위장이 평소 허약해서 신경질적인 사람에게 특히 효과가 있다. 향소산 향부자 4g, 소엽 2g, 진피 2g, 감초 1.5g, 생강 3g 이상 1일 양을 물 400cc에 넣고 반량이 될 때까지 달여 1일 3회에 나누어 복용, 복용 때마다 따뜻하게 데워 먹는다. 생강은 야채의 소화에 좋다. 때로는 이것에 파의 흰 부분을 생강과 같은 양으로 잘게 썰어 첨가해도 좋다.

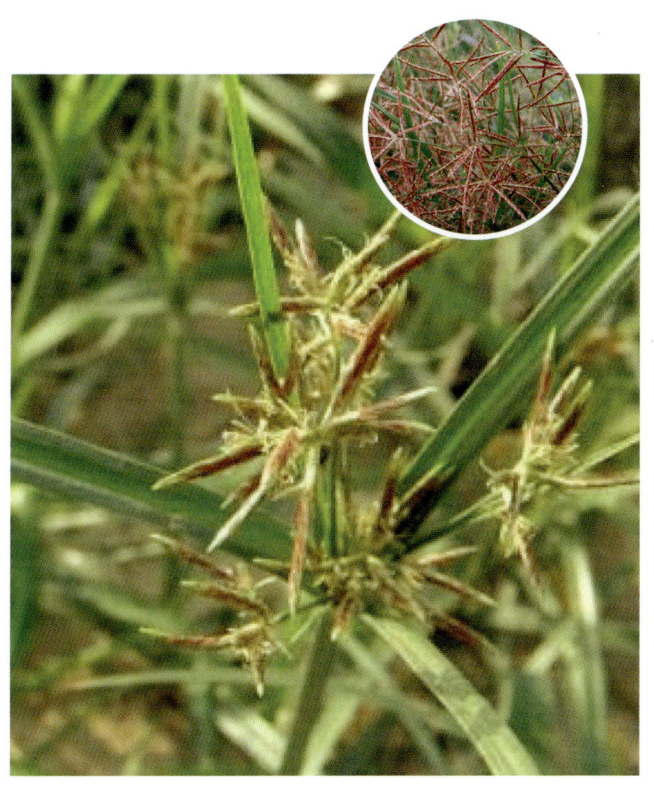

금방동사니과 ■ 효능 | 감기 초기에 잘 듣는다
■ 약용 부분 | 뿌리 줄기　■ 채취 시기 | 10~11월

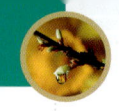

술패랭이꽃

생태 비교적 깊은 산골짜기 냇가에서 자라는 다년초로서 밑부분이 비스듬히 자라면서 가지를 치며 윗부분은 곧추자라고 여러 대가 한 포기에서 나오며 높이가 30~100cm이고 전체에 분백색이 돈다.

꽃은 7~8월에 피며 가지 끝과 원줄기 끝에 달리고 연한 홍색이다. 포는 3~4쌍이며 밑부분의 것일수록 보다 길고 뾰족하며 꽃받침통은 길이가 2.5~4cm로서 포보다 3~4배 길다.

꽃잎은 5개로서 밑부분이 가늘고 길며 끝이 깊이 잘게 갈라지고 그 밑에 털이 있다. 수술은 10개, 암술대는 2개이며 삭과는 끝이 4개로 갈라지고 꽃받침통 안에 들어 있다. 꽃이나 열매가 달린 식물체를 그늘에서 말려 이뇨 및 통경제로 사용한다.

약효와 사용 방법

- **부종 때의 이뇨** – 종자 1일량 3~6g을 물 150cc로 반량으로 달여 3회에 나누어 복용한다.
- **통경** – 이뇨제와 똑같은 방법으로 복용하면 좋다.

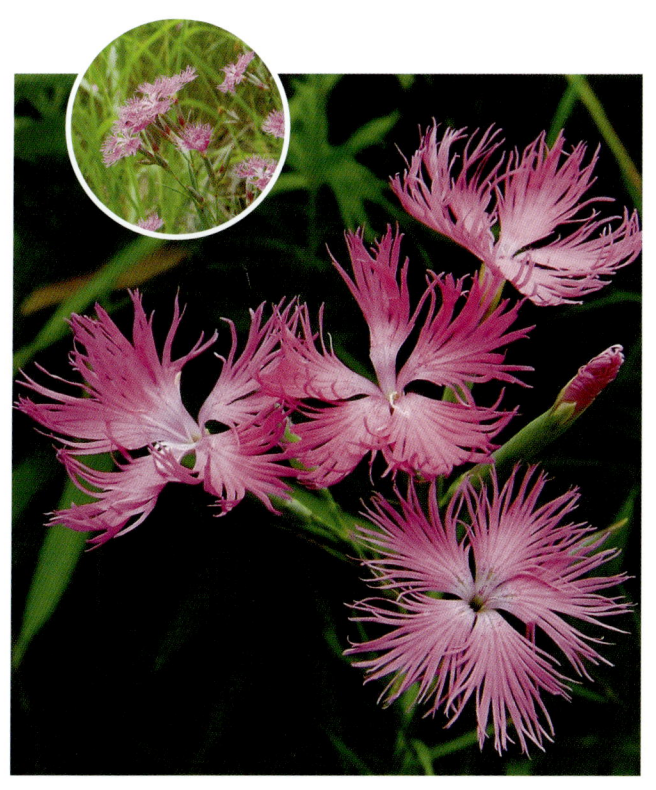

패랭이꽃과 ■ 효능 | 이뇨 · 통경 通經
■ 약용 부분 | 종자 ■ 채취 시기 | 9월

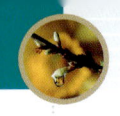

질경이

생태 길가 또는 빈 터에서 흔히 자라는 다년초로서 원줄기가 없고 많은 잎이 뿌리에서 나와 비스듬히 퍼지며 엽병은 길이가 일정하지 않으나 대개 잎과 길이가 비슷하고 밑부분이 넓어져서 서로 얼싸안는다. 화관은 깔때기 모양으로서 끝이 4개로 갈라지고 수술이 길게 밖으로 나오며 자방은 상위이고 암술은 1개이다. 삭과는 꽃받침보다 2배 정도 길며 익으면 옆으로 갈라지면서 뚜껑이 열리고 6~8개의 흑색 종자가 나온다. 종자를 차전자라고 하여 한약재로 사용하고 연한 잎은 나물로 한다.

약효와 사용 방법

- **기침을 멈추게 할 때** – 건조시킨 종자 1일 양 5~10g에 물 200cc를 넣어 1/2 양으로 달여 식후에 복용한다.
- **부종 때의 이뇨** – 건조시킨 전초 1일량 5~10g에 물 300cc를 넣어 1/2 양으로 달여 식후 3회에 복용.
- **종기 · 부스럼** – 생잎을 물에 씻어 불에 쬐어 구워서 부드럽게 된 것을 환부에 대고 위부터 반창고로 가볍게 붙인다.

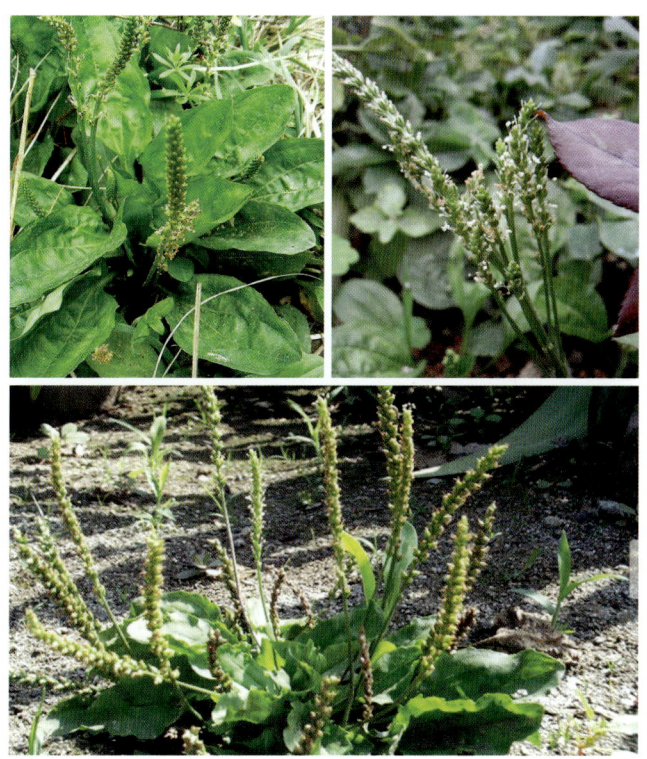

질경이과 - 효능 | 기침 · 부종 · 종기 · 부스럼
- 약용 부분 | 전부
- 채취 시기 | 약초, 전부 여름, 종자 가을

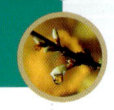

댕댕이 덩굴

생태 각지의 들판이나 숲 가장자리에서 비교적 흔히 자라는 낙엽 만경으로서 길이가 3m에 달하고 줄기와 잎에 털이 있다.

꽃은 이가화로서 5~6월에 피며 황백색이고 수술은 6개이고 암꽃은 6개의 가웅예와 3개의 심피가 있다. 암술대는 원주형으로 갈라지지 않으며 핵과는 10월에 흑색으로 익으며 백분으로 덮여 있고 종자는 편평하며 원형에 가깝고 많은 환상선이 있다.

줄기는 바구니 등을 엮는 데 사용하고 뿌리는 신경통에 사용한다.

약효와 사용 방법

- **부종 때의 이뇨약** – 건조시킨 덩굴과 뿌리 5~10g을 1일량으로 200cc의 물에서 반량으로 달여 3회에 나누어서 복용. 가을에 채취해 건조시킨 열매 1회량 3~6g을 물 200cc로 달여 복용. 생과실이면 1회 5개의 짠 즙을 그대로 마셔도 좋다.
- **지혈** – 코피 등의 출혈에는 위와 같이 달여 하루 3회 복용한다.

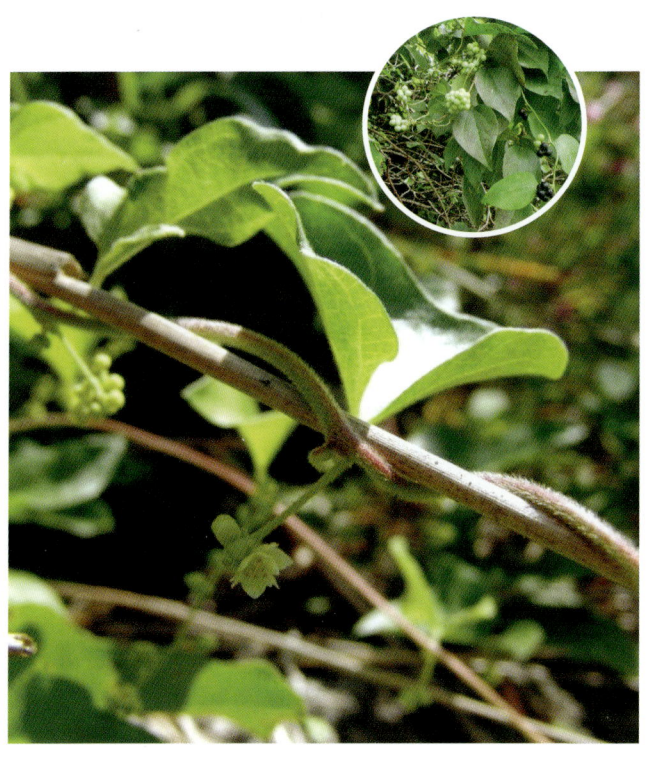

댕댕이 덩굴과
- 효능 | 이뇨
- 약용 부분 | 나무 부분, 뿌리, 열매
- 채취 시기 | 10월

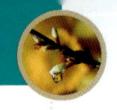

이질풀

생태 산야에서 자라는 다년초로서 옆으로 비스듬히 또는 기어가면서 길이가 50cm 정도 벋으며 위로 퍼진 털이 있고 뿌리가 여러 가지로 갈라진다.

꽃은 8~9월에 피며 연한 홍색, 홍자색 또는 백색이고 화경에서 2개의 소화경이 갈라져 각각 1개의 꽃이 달린다. 소화경과 꽃받침에 짧은 털과 더불어 퍼진 긴 선모가 있으며 자방에 털이 있다.

삭과는 5개로 갈라져서 위로 말리며 5개의 종자가 들어 있다. 전초를 지사제로 사용한다.

약효와 사용 방법

- **이질 치료** – 1일량 20g을 물 400cc로 반량이 될 때까지 달여서 복용. 변비에도 효과가 있다.
- **고혈압 예방** – 이질풀 10g, 삼백초 10g, 결명자 5g을 질주전자에 달여서, 차에 섞어서 마심.
- **무지근한 배·냉증·부인혈의 치료** – 이질풀 목욕이 좋다. 이질풀 100g, 쑥의 잎 100g을 목면주머니에 넣어서 목욕물을 데운다. 탕이 잘 식지 않는다.

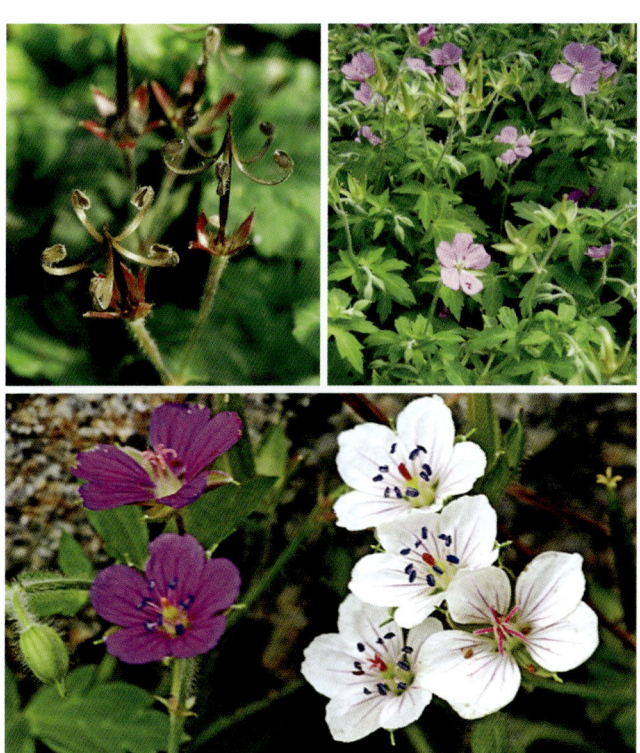

쥐손이풀과 ■ 효능 | 하리이질 · 변비 · 정장整腸 · 고혈압 예방 · 냉증 ■ 약용 부분 | 전부
■ 채취 시기 | 여름, 꽃이 가장 활짝 피었을 때

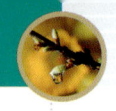

털여뀌

생태 집 근처에서 자라는 1년초로서 높이가 1~2m이고 전체에 털이 밀생한다.

꽃은 8~9월에 피며 적색이고 화서는 길이가 5~12cm로서 많은 꽃이 달리고 원줄기 윗부분에서 나오는 가지에서 밑으로 처진다. 꽃받침은 길이가 3~4mm로서 5개로 갈라지며 8개의 수술은 꽃받침보다 길다.

암술대는 2개이며 수과는 원판 같고 흑갈색이며 길이가 3mm로서 꽃받침으로 싸여 있다.

경엽과 종자를 약용으로 한다.

약효와 사용 방법

- **화농성의 종기·부스럼** – 건조시킨 종자를 분말로 하여 1일 6g을 2~3회에 물로 복용한다. 건조시킨 잎 1장 분을 물 400cc로 달여, 그 즙으로 씻는다.
- **독충에 물렸을 때** – 생잎을 물에 씻어 청즙을 내어 이것을 환부에 문지르고 바른다.

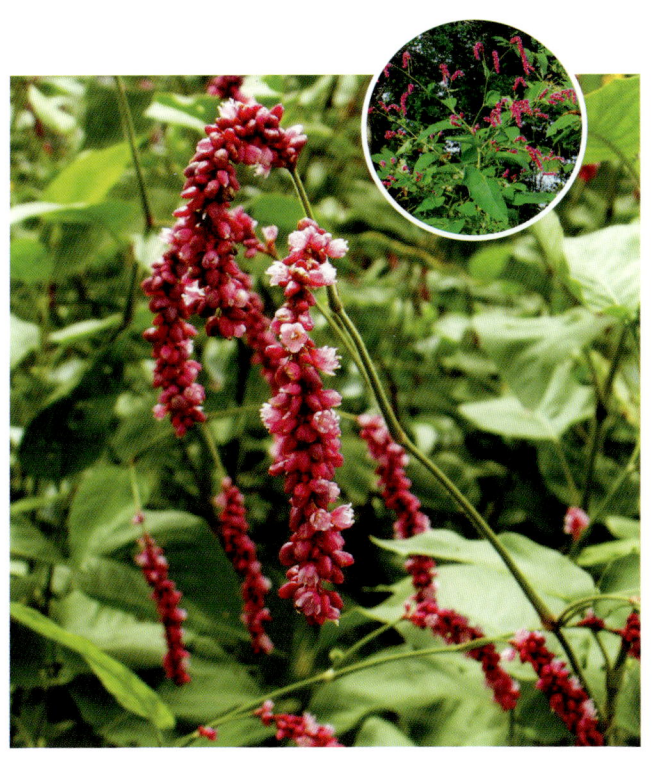

여뀌과 ■ 효능 | 독 있는 벌레에 물렸을 때·화농성의 종기·부스럼 ■ 약용 부분 | 잎, 종자
■ 채취 시기 | 잎은 필요한 때, 종자는 11월

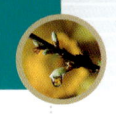

쇠비름

생태 포장에서 흔히 자라는 육질의 1년생 잡초로서 털이 없고 높이가 30cm에 달하며 갈적색이고 가지가 많이 갈라져서 비스듬히 옆으로 퍼진다. 뿌리는 백색이지만 손으로 훑으면 원줄기와 같이 적색으로 된다.
꽃은 양성으로서 6월부터 가을까지 계속 피고 황색이며 가지 끝에 달린다. 꽃받침은 2개이고, 꽃잎은 5개이며 오므라든다.
열매는 타원형이고 중앙부가 옆으로 갈라져서 긴 대가 달린 가장자리가 약간 도톨도톨하다.
서양에서는 상치와 더불어 샐러드를 만들며 우리나라에서는 연한 부분을 나물로 하고 전초를 벌레와 뱀의 독을 해소시키는 데, 또는 이질 및 이뇨제로 사용한다.

약효와 사용 방법

독충에 물려 가려울 때 생잎의 즙액을 문지르고 바른다.

- **이뇨** – 건조시킨 전초 5~10g을 400cc의 물로 1/2량으로 달여 1일 3회 복용한다.

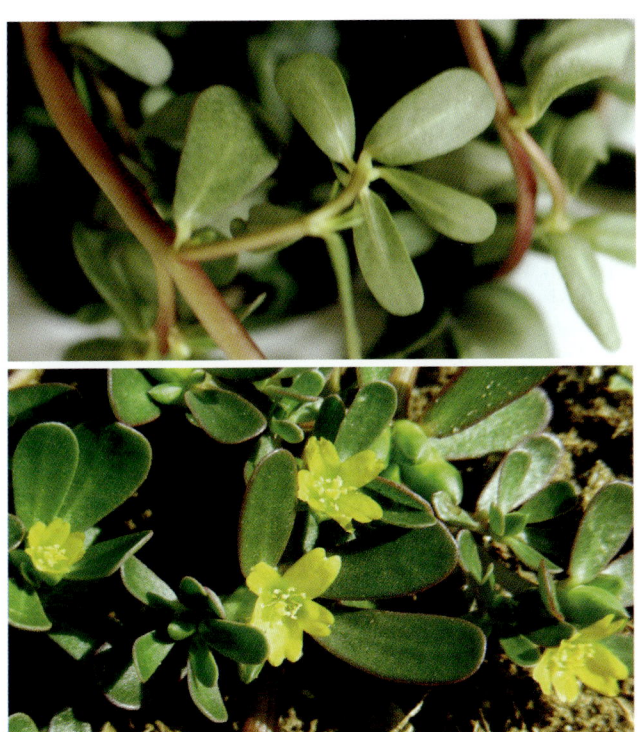

쇠비름과
- 효능 | 독충에 물려서 가려울 때 · 이뇨
- 약용 부분 | 전부
- 채취 시기 | 줄기, 잎이 있는 때라면 언제든지 좋다

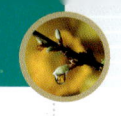

잔대

생태 산야에서 흔히 자라는 다년초로서 높이가 40~120cm이고 뿌리가 굵으며 전체에 잔털이 있다. 꽃은 7월에서부터 9월까지 피고 원줄기 끝에 엉성한 원추화서를 형성하며 화관은 하늘색이고 끝이 좁아지지 않는다. 암술대는 약간 밖으로 나오며 3개로 갈라지고 수술은 5개로서 화통으로부터 떨어지며 수술대는 밑부분이 넓고 털이 있다.

삭과는 끝에 꽃받침이 달린 채로 익으며 술잔 비슷하고 측면의 능선 사이에서 터진다.

연한 부분과 뿌리를 생으로 먹으며 뿌리를 해독 및 거담제로도 사용한다.

약효와 사용 방법

- **거담** – 건조시킨 뿌리를 1일량 8~12g으로 200cc의 물로 반량이 될 때까지 달여 매 식후 3회 복용한다.
  쓴맛이 있어서 잔대 뿌리의 반량의 감초를 첨가하거나 감초 대신에 찻숟가락 하나의 설탕을 첨가한다. 복용할 때 따뜻하게 해서 마시면 좋다.

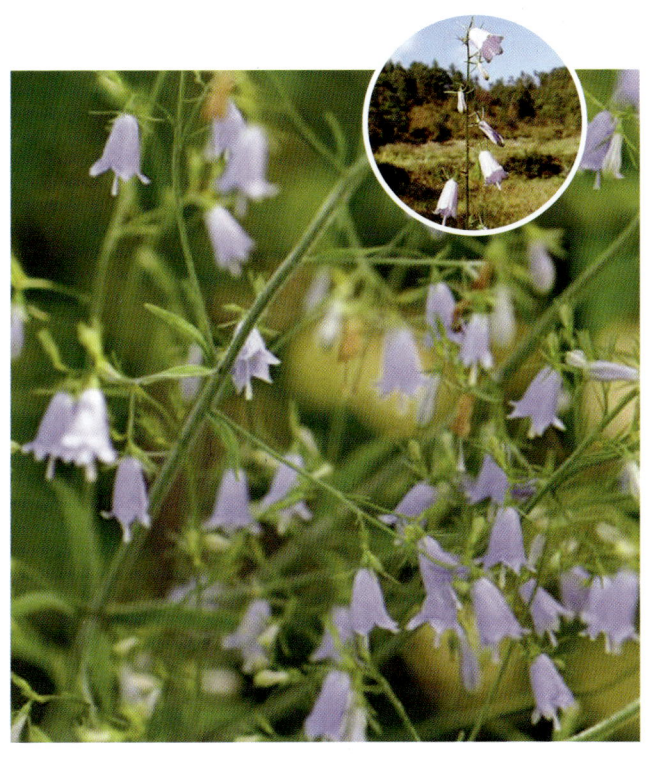

도라지과 ■ 효능 | 거담목에 달라붙은 가래를 없어지게 한다
　　　　　■ 약용 부분 | 잎, 종자
　　　　　■ 채취 시기 | 잎은 필요한 때, 종자는 11월

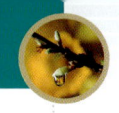

쑥

생태 높이가 60~120cm에 달하는 다년초로서 원줄기에 종선이 있으며 전체가 거미줄 같은 털로 덮여 있고 근경이 옆으로 뻗으면서 군데군데에서 싹이 나와 군생한다.

수과는 길이가 1.5mm, 지름이 0.5mm로서 털이 없다. 어린 순을 식용으로 하고 성숙한 것을 복통, 토사 및 지혈제로 사용한다.

약효와 사용 방법

- **천식** – 뿌리 300g을 1.8ℓ의 청주에 담가서 반년 이상 숙성시키면 쑥술이 된다. 1일 200cc, 1일 3회에 복용하지만, 술이 약한 사람은 물을 넣어 묽게 하여 마신다.
- **건위·빈혈** – 쑥의 잎 5~8g을 1일량으로 달여 복용한다.
- **요통·복통·치질의 통증** – 쑥탕 목욕으로, 쑥잎 300g, 생잎 600g~1kg을 목면주머니에 넣어 탕에 넣고 목욕하는 도중에 주머니로 몸을 문지르면 좋다.
- **치질 치료** – 쑥잎 1.5g에 생강 4g을 달여서 복용하는 처방이 있다.

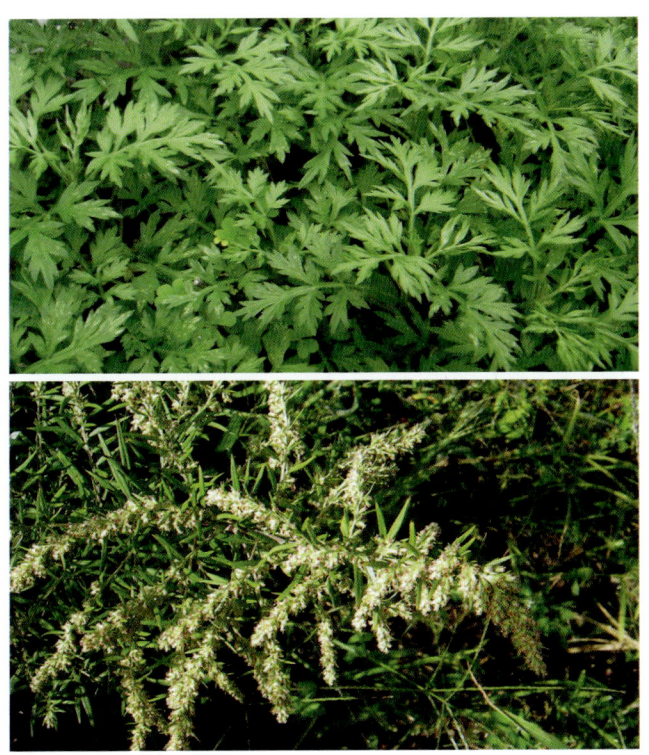

화과
- 효능 | 천식 · 건위 · 빈혈 · 하리이질 · 요통 · 복통 · 치질
- 약용 부분 | 뿌리, 잎
- 채취 시기 | 뿌리는 언제든지, 잎은 7월

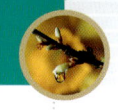

참으아리

생태 중부 이남의 산록 이하에서 흔히 자라는 만경 식물로서 길이가 5m에 달한다. 꽃은 7~9월에 피고 지름은 3cm로서 백색이며 액생 또는 정생하는 원추화서 또는 취산화서에 달리고 향기가 있다.

꽃받침잎은 4개이며 길이 12mm로서 겉에 털이 거의 없으며 수술대가 꽃밥보다 길다. 수과는 잔털이 있고 털이 돋아서 우상으로 된 긴 암술대가 달려 있다.

소엽에 톱니가 있는 것을 국화으아리라고 하며 여수 및 거문도에서 자란다.

약효와 사용 방법

- **편도염** – 생잎 1장을 따서 1/3 크기로 자르고 나머지는 버린다. 자기 몸 한 쪽의 손목의 내측에 붙여 가제로 덧대어 붕대로 가볍게 눌러준다. 5분 정도 지나면, 거기에 가벼운 통증을 느끼게 되는데 그때쯤이 되면 편도염의 통증이 없어진다. 참으아리를 떼어내고 그 부분이 조금씩 발포하여 빨갛게 되면 온수로 가볍게 씻는다.

  ■ 독초이므로 한 쪽 손목에 5분 이상 놓지 않도록 한다.

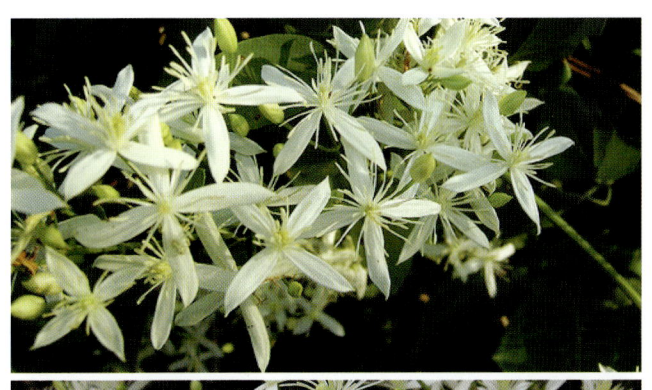

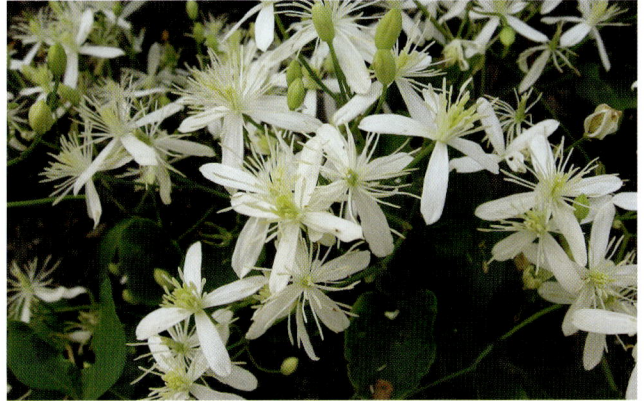

미나리아재비과 ■효능 | 편도염 ■약용 부분 | 잎
■채취 시기 | 여름에서 가을

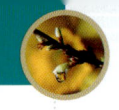

부처꽃

생태 습지 및 냇가에서 자라는 다년초로서 높이가 1m에 달하고 곧추자라며 많이 갈라진다.

잎은 대생하고 가장자리가 밋밋하고 원줄기와 더불어 털이 없으며 엽병도 거의 없다. 꽃은 5~8월에 피고 엽액에 3~5개가 취산상으로 달리며 마디에 윤생한 것처럼 보이고 포는 보통 옆으로 퍼지며 밑부분이 좁고 넓다.

꽃받침은 능선이 있는 원주형으로서 윗부분이 6개로 얕게 갈라지며 갈라진 중앙에 있는 부속체는 옆으로 퍼지고 꽃잎은 6개로서 꽃받침통 끝에 달린다.

수술은 12개로서 길고 짧은 것이 있고 삭과가 꽃받침통 안에 들어 있다. 전초에 타닌 및 사리카린이 들어 있으며 지사제로 사용한다.

약효와 사용 방법

- **하리이질를 멎게 할 때** - 하루 양으로서 잘 건조한 전초 6~12g을 물 400cc에 넣어서 1/3의 양이 될 때까지 달여 3회에 나누어 식사 30분 전에 복용한다.

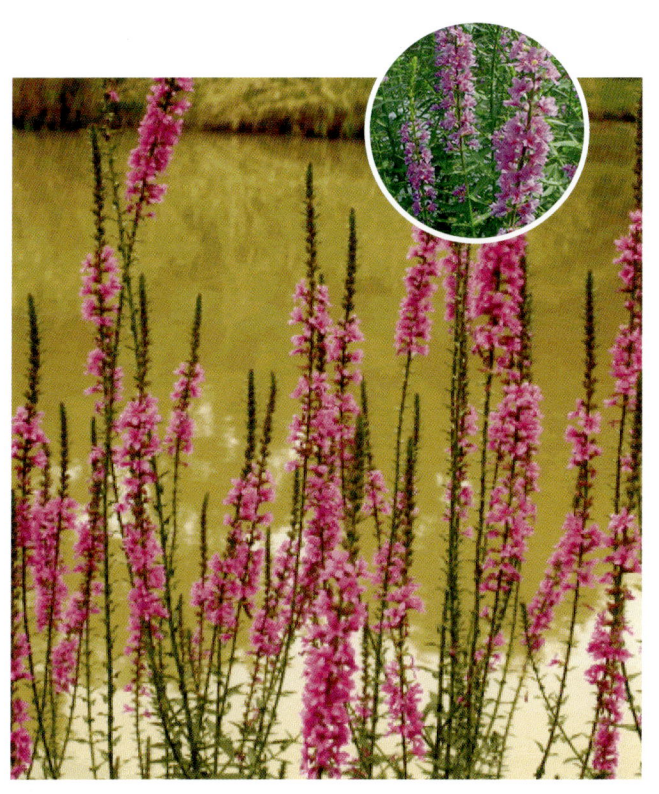

부처꽃과 ■ 효능 | 하리이질 ■ 약용 부분 | 전부
■ 채취 시기 | 여름~가을

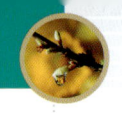

염주

생태 한국·일본·중국에 분포한 1년초로서 높이가 1.5m에 달하고 여러 대가 한 군데에서 자란다.

꽃은 7월에 피고 엽액에서 1~6개의 길고 짧은 수상화서가 나오며 밑부분에 자화수가 달린다. 자화수는 엽초가 변한 딱딱한 포로 싸이고 3개의 꽃이 들어 있으나 그중 1개만 발달하며 암술대는 2개로서 길게 포 밖으로 나온다.

웅화수는 자화수를 뚫고 위로 3cm 정도 자라고 각 마디에 2개의 꽃이 달리며 그중 1개는 대가 없고 수술은 3개씩이다.

열매가 익을 때는 포가 뼈대처럼 딱딱해지며 길이는 9mm 정도로서 녹색에서 흑색으로 되었다가 다시 암백색으로 변한다.

열매는 염주를 만들거나 식용 또는 약용으로 한다.

약효와 사용 방법

- **류머티즘·신경통·어깨 결림** – 건조한 뿌리를 1회 2~5g으로 해서, 물 300cc에 넣고 반량이 될 때까지 달여 복용.

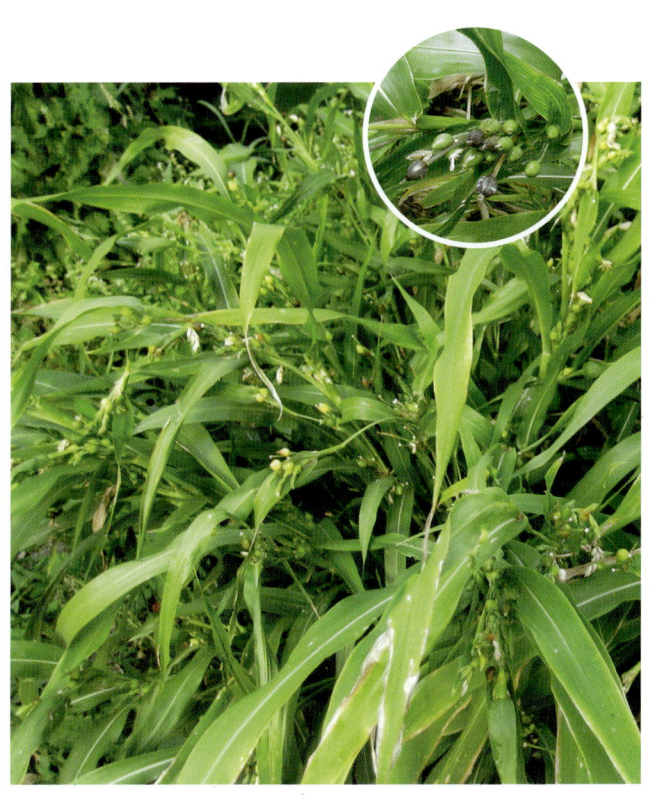

벼과 ■ 효능 | 류머티즘 · 신경통 · 어깨가 뻐근할 때
■ 약용 부분 | 뿌리, 종자   ■ 채취 시기 | 9~10월

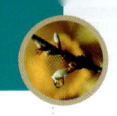

오리나무 더부살이

생태 장백산 두메오리나무의 뿌리에 기생하는 1년초로서 황갈색 육질식물이며 비늘 같은 잎이 밀생하여 뱀가죽 같고 인편엽은 다소 두껍고 끝이 둔하며 길이는 7~10mm로서 털이 없다.

꽃은 7~8월에 피고 암자색이며 원줄기 끝이 굵어져서 많은 꽃이 수상으로 달리고 포는 밑가장자리에 흔히 털이 있다.

꽃받침은 가장자리가 파장으로 깊게 5개로 갈라지고 화관은 길이가 15mm로서 상순 끝이 다소 파지며 하순은 훨씬 짧고 3개로 갈라지며 끝이 모두 둥글고 가장자리에 털이 있다.

수술은 4개로서 그중 2개가 길며 열매는 2개로 갈라진다. 전초를 말린 것을 육종용이라고 하여 강장 약으로 사용하지만 중국산의 육종용은 다른 종이다.

약효와 사용 방법

- **강장 · 강정** – 하루 6~10g을 물 300cc에 넣어 1/3의 양이 되도록 달여 3회에 나누어 복용한다.

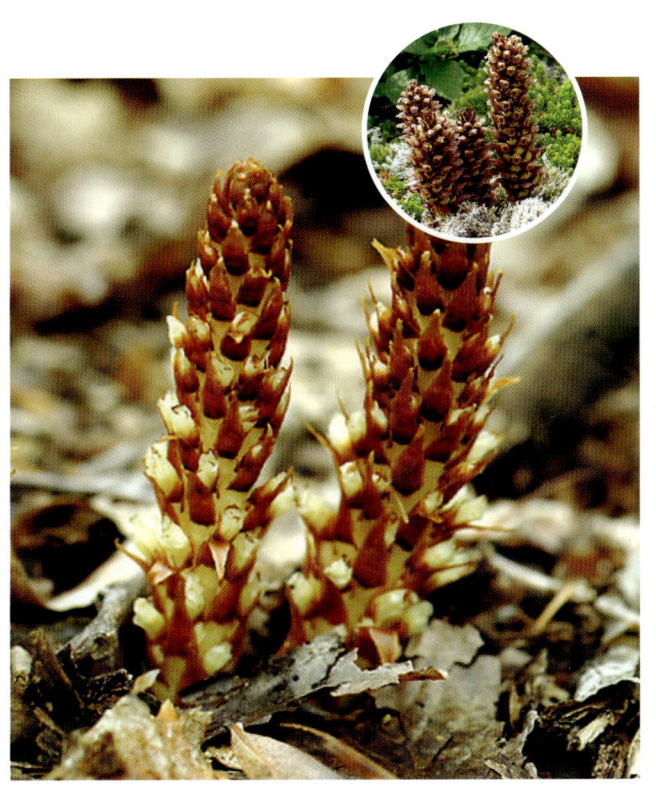

초종용과 ■ 효능 | 강장·정력을 좋게 함 ■ 약용 부분 | 전부
■ 채취 시기 | 8~9월

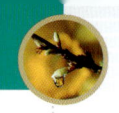

메밀

생태 중앙아시아에서 들어온 1년생 식용작물로서 원줄기는 가지가 갈라지고 높이가 40~70cm로서 속이 비어 있으며 연한 녹색이지만 흔히 붉은 빛이 돈다.

꽃은 7~10월에 피며 총상화서는 엽액과 가지 끝에서 나오고 소화경 밑에 소포가 있다.

화피는 백색이거나 붉은 빛이 돌며 깊게 5개로 갈라지고 열편은 길이가 2~3mm로서 암술대는 3개이다. 수과는 예리하게 세모진 난형이고 길이는 5~6mm로서 흑갈색으로 익으면 종자 속의 자엽이 나선상으로 굽는다.

전분은 국수의 원료로 이용되고 한명은 교맥이다. 밀원 식물로서도 중요하다.

약효와 사용 방법

- **종기 · 부스럼** – 메밀가루에 소금 소량을 넣어서 물로 반죽하여 환부에 직접 바른다.
- **세탁 · 세발** – 줄기잎을 불에 태워, 재를 물에 뿌려 회즙을 만들어 사용.

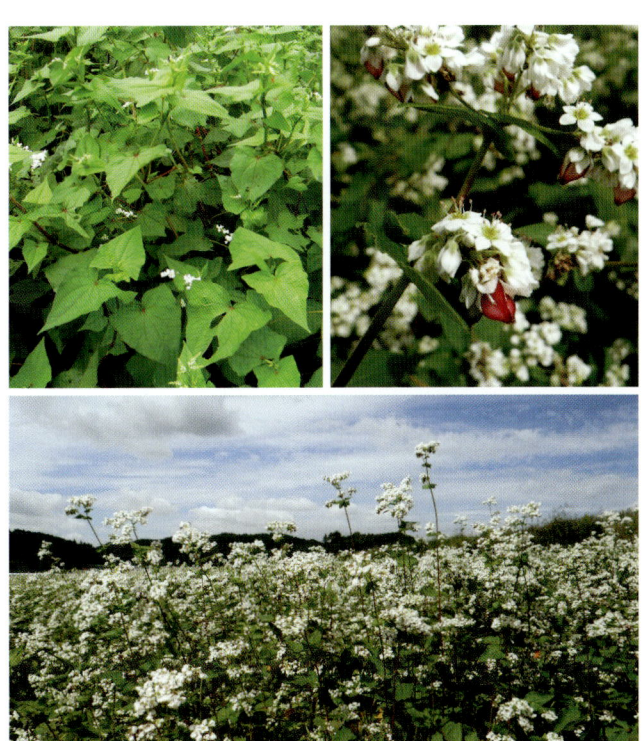

여뀌과
- 효능 | 종기 · 부스럼 · 세탁 · 세발
- 약용 부분 | 종자 메밀가루, 줄기 잎
- 채취 시기 | 줄기 잎은 수확 때에

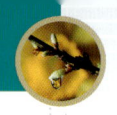

달래

생태 들에서 자라는 다년초로서 높이가 5~12cm이다. 인경은 길이가 6~10mm로서 외피가 두껍고 파상으로 꾸불꾸불해지는 횡세포로 된다.

잎은 1~2개이며 선형 또는 넓은 선형이고 단면이 초승달 모양이며 9~13맥이 있다. 꽃은 4월에 피고 1~2개가 달리며 짧은 화경이 있고 길이는 4~5mm로서 백색이거나 붉은 빛이 돈다.

포는 얇은 막질이며 길이는 6~7mm로서 갈라지지 않는다. 꽃잎은 6개이고 암술머리는 3개이다.

열매는 삭과로서 둥글다. 인경과 더불어 연한 부분을 식용으로 한다.

약효와 사용 방법

- **독충에 물려서 가려울 때** – 비늘줄기를 으깨어 그 즙을 바른다.
- **종기 · 부스럼의 통증** – 비늘줄기, 잎을 곁들인 전초를 금망의 위에서 까맣게 태워 분말로 해서 참기름으로 개어 환부에 바른다.

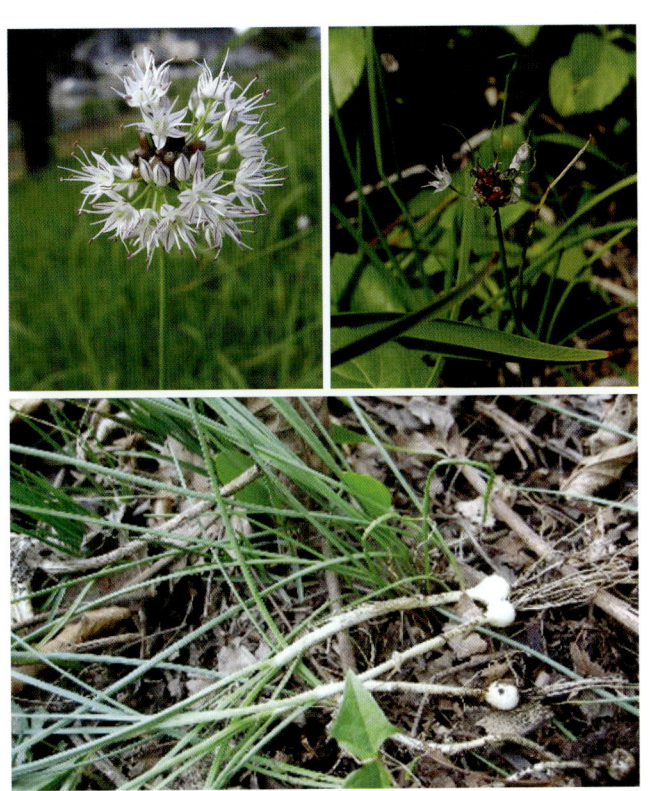

백합과 ■ 효능 | 독충에게 물려 종기·부스럼 등이 날 때
■ 약용 부분 | 비늘 줄기   ■ 채취 시기 | 4~6월

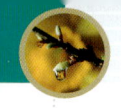

사철나무

생태 황해도 이남 바닷가에서 자라지만 흔히 재식하고 있는 상록수목으로서 높이가 3m에 달하며 소지는 녹색이고 털이 없다.

꽃은 양성으로서 6~7월에 피며 연한 황록색이며 열매는 둥글고 10월에 적색으로 익으며 4개로 갈라져서 황적색 종의로 싸인 종자가 나온다. 종자는 백색이고 길이는 7mm로서 한쪽에 줄이 있다.

잎 가장자리에 백색 반점이 있는 것을 흰점사철, 잎에 백색줄이 있는 것을 은테사철, 잎에 황색반점이 있는 것을 금사철, 잎 가장자리가 황색인 것을 금테사철, 잎에 황색 및 녹색 반점이 있는 것을 황록사철이라고 한다.

약효와 사용 방법

- **월경불순** – 나무껍질을 1회에 2~6g, 물 300cc에서 반량이 되도록 달여 하루에 3회 복용한다.
- **이뇨** – 건조한 뿌리 1회 2~6g을 물 300cc에서 반량이 되도록 달여 복용한다.

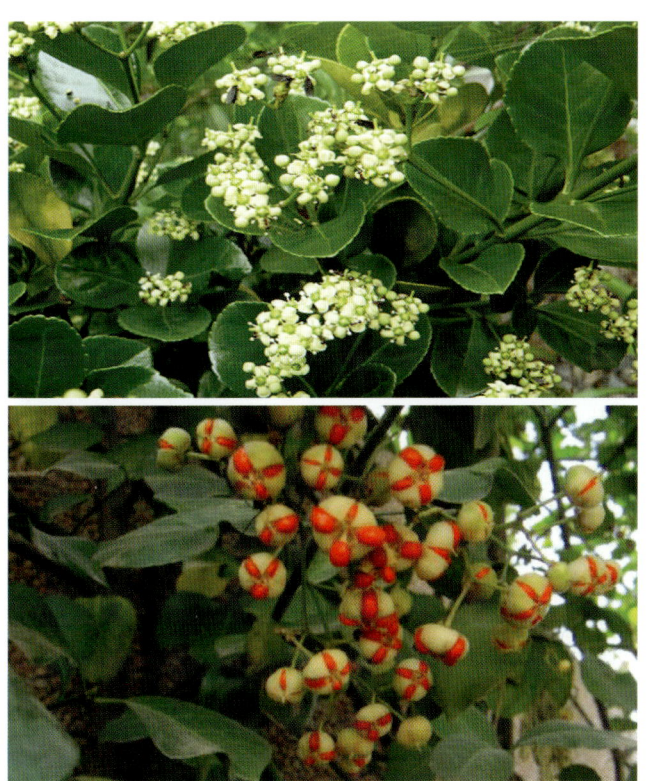

화살나무과 ■ 효능 | 이뇨·월경불순 ■ 약용 부분 | 나무껍질
　　　　　　 ■ 채취 시기 | 가을부터 겨울까지

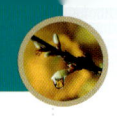

노루발풀

생태 산야의 숲 속에서 자라는 상록 다년초로서 근경이 길게 옆으로 벋는다. 잎은 1~8개가 밑부분에서 총생하고 엽병과 더불어 자줏빛이 돌고 표면은 엽맥부가 연한 녹색이며 가장자리에 낮은 톱니가 약간 있고 엽병은 길이가 3~8cm이다.

화경은 능선이 있으며 1~2개의 인엽이 달리고 윗부분에 5~12개의 꽃이 달리며 꽃은 백색이다. 포는 끝이 뾰족하며 소화편보다 길거나 같다.

꽃받침잎은 5개로서 넓은 피침형 또는 좁은 난형이고 길이가 나비보다 2.5~3배 길며 꽃잎은 5개, 수술은 10개이고 암술이 길게 나와 끝이 위로 굽는다.

삭과는 편평한 구형이며 지름은 7~8mm로서 5개로 갈라진다. 줄기와 잎을 이뇨제로 사용하고 생즙을 독충에 쏘였을 때 바른다.

약효와 사용 방법

- **각기와 부었을 때의 이뇨** – 하루 양 10g을 물 400cc에 넣어 1/3의 양이 될 때까지 달여 3회에 나누어 복용한다.

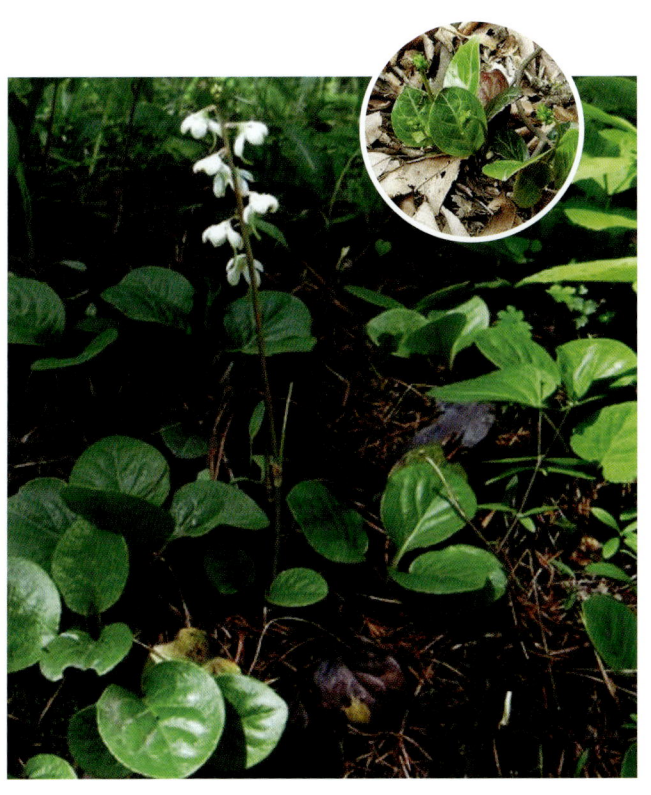

노루발풀과 ■ 효능 | 이뇨 ■ 약용 부분 | 전부
■ 채취 시기 | 8~9월

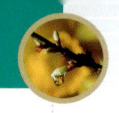

청사조

생태 안면도의 솔밭 근처에서 자라는 만경식물로서 옆으로 비스듬히 엉키고, 가지는 먹칠을 한 듯이 점은 자록색이 돌며 털이 없다. 잎의 표면은 짙은 녹색이고 뒷면은 흰빛이 돌며 맥 위에 갈색털이 있고 끝이 다소 뾰족하며 가장자리가 밋밋하고 밑부분이 둥글며 윤기가 있다.

원추화서는 가지 끝에 달리며 여름철에 많은 녹백색 꽃이 피고 꽃받침 열편은 5개이며 꽃잎도 5개이며 작고 수술은 5개로서 꽃잎보다 길며 암술대는 1개이다.

핵과는 녹색바탕에 붉은 빛이 돌며 흑색으로 익는다. 기본종은 청사조라 하며 군산·수원 등지에서 자라고 먹넌출이란 먹칠을 한 듯한 덩굴이라는 뜻인 듯하다.

약효와 사용 방법

- **해열·이뇨·해독·류머티즘의 요통** – 하루 양 6~12g을 물 400cc에서 1/3 양이 되도록 달여 3회에 나누어 복용한다.

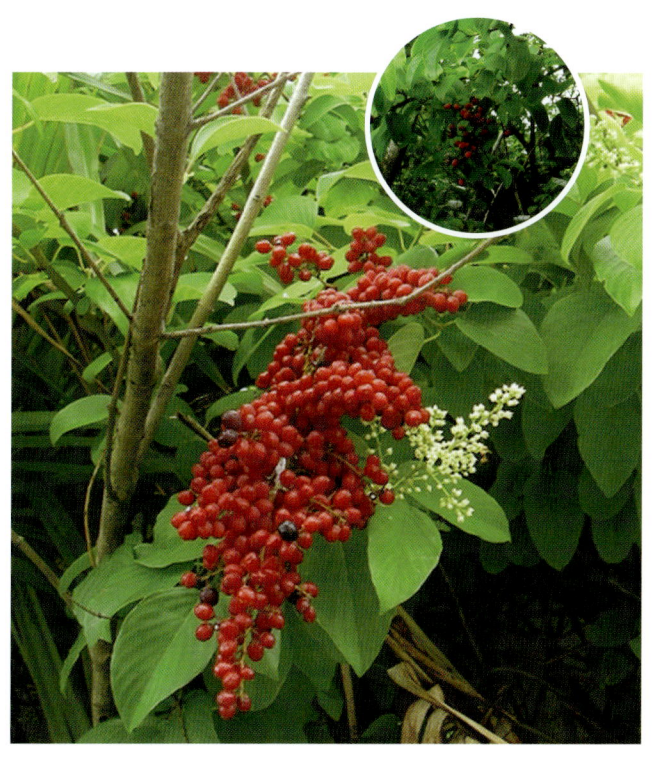

검은 낙상홍과 ■ 효능 | 해열 · 해독 · 이뇨 · 류머티즘에 따른 요통 ■ 약용 부분 | 줄기, 잎 ■ 채취 시기 | 여름~가을

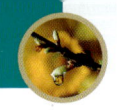

초종용

생태 바닷가 모래땅에서 자라는 사철쑥에 기생하고 연한 자줏빛이 돌며 근경은 굵고 육질인 잔 뿌리로 기주의 뿌리에 붙으며 원줄기는 가지가 없고 굵으며 높이 10~30cm로서 인엽이 있다.

꽃은 5~6월에 피며 길이가 2cm로서 연한 자주색이고 원줄기 끝에 빽빽하게 달리며 포는 윗부분이 가늘다.

수술은 4개로서 그중 2개가 길고 삭과는 좁은 타원형이며 길이가 1mm 정도이다. 원줄기를 신장약으로 사용한다.

약효와 사용 방법

- **강장** – 5~10g을 하루 양으로 해서 물 400cc에 넣고 반량이 되도록 달여 3회에 나누어 복용한다. 또 열당주로서 열당 100g, 정제 설탕 50~80g을 35도의 소주 1.8ℓ에 담가 1~2개월 동안 차고 어두운 곳에 두었다가 천으로 걸러, 1회 양 40cc를 한도로 취침 전에 마신다.

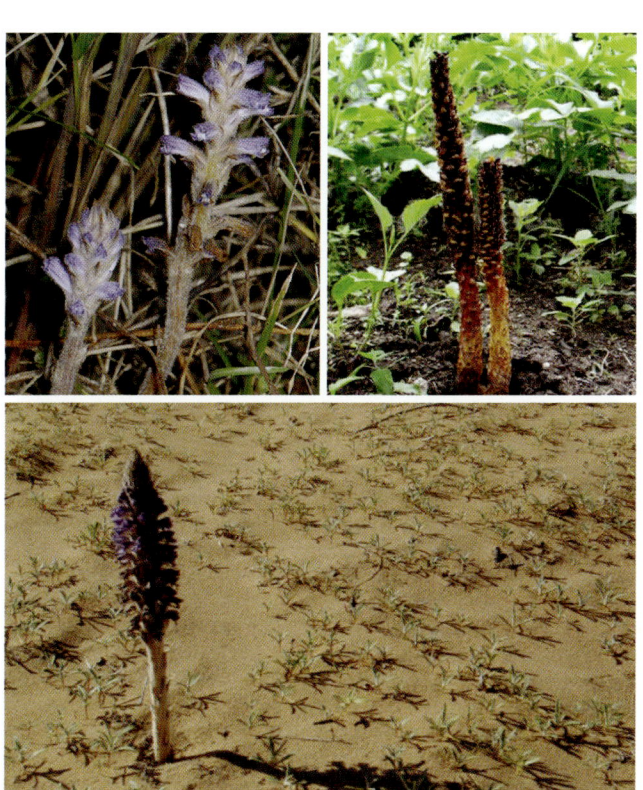

초종용과 ■ 효능 | 강장 ■ 약용 부분 | 전부
■ 채취 시기 | 꽃이 있는 5~7월

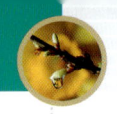

절국대

생태 햇볕이 잘 쬐는 풀밭에서 자라는 반 기생 1년초로서 높이가 30~60cm이고 곧추자란다.

꽃은 7~8월에 피며 황색이고 엽액에 1개씩 옆을 향해 달려서 수상으로 되며 꽃받침통은 통형이고 길이는 12~15mm, 지름은 2.5~4mm로서 튀어나온 맥이 있으며 소포가 짧다.

꽃받침잎은 5개이고 화관은 길이가 2.5cm로서 순형이고 정열편은 겉에 긴 털이 있으며 첫째 열편은 안쪽에 털이 없고 2개의 주름살이 돌출한다.

삭과는 피침형으로서 꽃받침 안에 들어 있으며 꽃받침과 길이가 같고 종자는 길이가 1/2mm 정도이다.

전초를 산후 지혈·이뇨 및 수종에 사용한다.

약효와 사용 방법

- **이뇨** – 1회 2~4g을 물 300cc에 넣고 1/2의 양이 되도록 달여 복용한다.
- **황달** – 하루 양 10~15g을 물 400cc에 넣고 1/2의 양이 될 때까지 달여 3회에 나누어 복용한다.

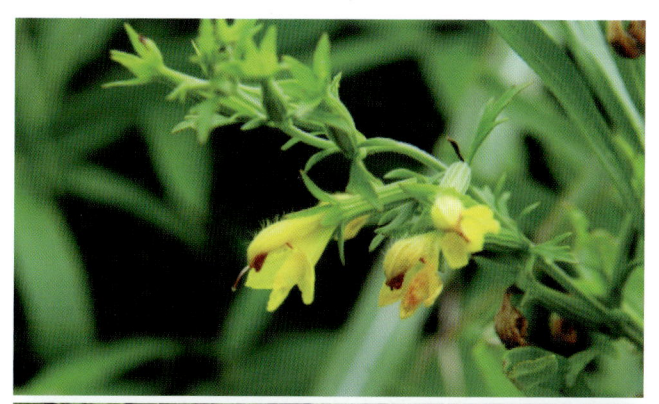

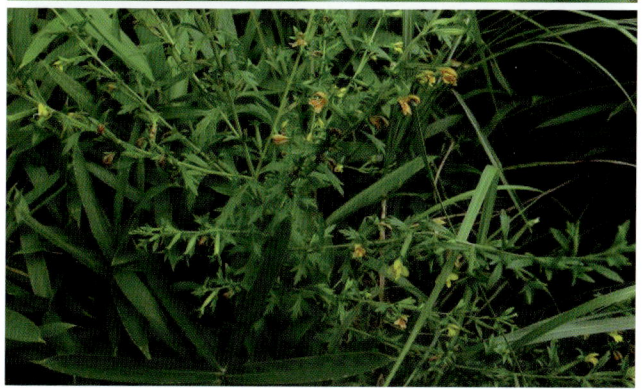

현삼과 ■ 효능 | 이뇨·황달 ■ 약용 부분 | 전부
■ 채취 시기 | 8~9월

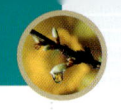

지치

생태 산야의 풀밭에서 자라는 다년초로서 곧추자라며 뿌리가 땅 속 깊이 들어가고 굵으며 자주색이고 원줄기는 가지가 갈라지며 잎과 더불어 털이 많다.

꽃은 5~6월에 피고 백색이고 수상화서에 달리며 잎 모양의 포가 있고 꽃받침잎은 5개로서 녹색이며 화관통부보다 길다. 화관은 후부에 5개의 인편이 있고 분과는 회색이며 윤기가 있다.

뿌리를 자근 또는 자초라 하여 화상·동상·수포 등 일반 소독약으로 외용하고 자주색 염료로도 사용하며 민간에서 해열·이뇨 및 피임약으로도 사용한다.

약효와 사용 방법

- 피부의 트러블·피부를 매끈하게·종기·부스럼의 배농·화상·치질, 피부의 거칠어짐을 막는다.

재료는 참기름 100g, 황랍 38g, 돈지 2.5g, 당귀 10g, 자근 10g, 참기름을 냄비에 넣고 가열하여 황랍·돈지를 조심스럽게 넣고 자근과 당귀를 썰어서 넣는다. 기름이 자홍색이 되면 뜨거울 때 천에 걸러 찌꺼기를 버리고 식히고 나서 사용한다.

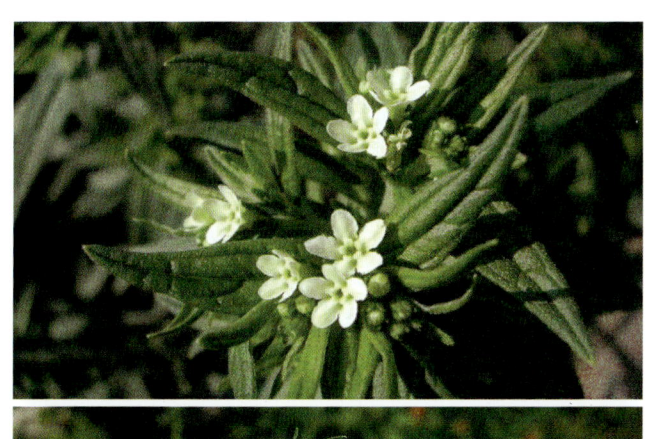

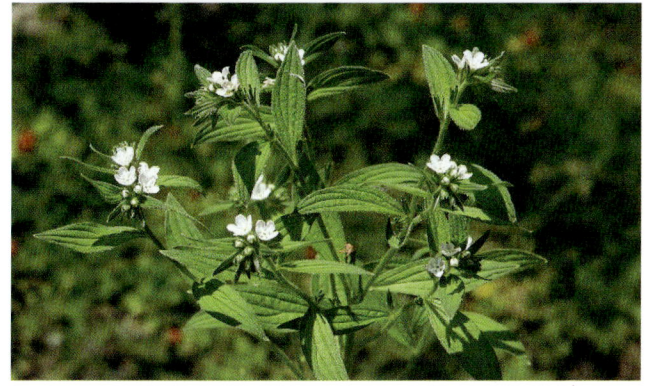

지치과 ■ 효능 | 화상 · 치질 · 종기 · 부스럼
■ 약용 부분 | 뿌리 ■ 채취 시기 | 10월

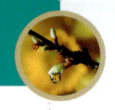

황금

생태 흔히 재배하고 있는 다년초로서 전체에 털이 있고 원줄기는 네모가 지며 한 군데에서 여러 대가 나오고 가지가 많이 갈라진다. 꽃은 7~8월에 피며 열매는 꽃받침 안에 들어 있고 둥글다. 어린 순을 나물로 하고 뿌리는 소염성 해열제 및 지사제로 사용한다.

약효와 사용 방법

- **삼황사심탕** : 황금소염해열약, 황련쓴 맛의 건위약, 대황설사제의 3가지 생약에 황자가 붙어 삼황이라 불린다. 체력이 있고 변비에 자주 걸리며 고혈압증 · 어깨 결림 · 귀에서 소리가 나는 것, 코피 · 불면 · 불안 등에 대황 · 황금 · 황련 각 1g씩 물 120cc에 넣고 40cc가 될 때까지 졸여서 한꺼번에 다 마신다.
- **소시호탕** : 감기 말기에 미열이 계속될 때, 발열과 오한이 교차해 일어날 때, 식욕 부진 · 위염 · 구토 · 위가 허약한 것 등에 채호 7g, 반하 5g, 대조, 생강, 황금 각 3g, 인삼, 감초 각 2g을 하루 양으로 해서 400cc의 물에 넣고 반량이 될 때까지 달여 하루 3회 복용한다.

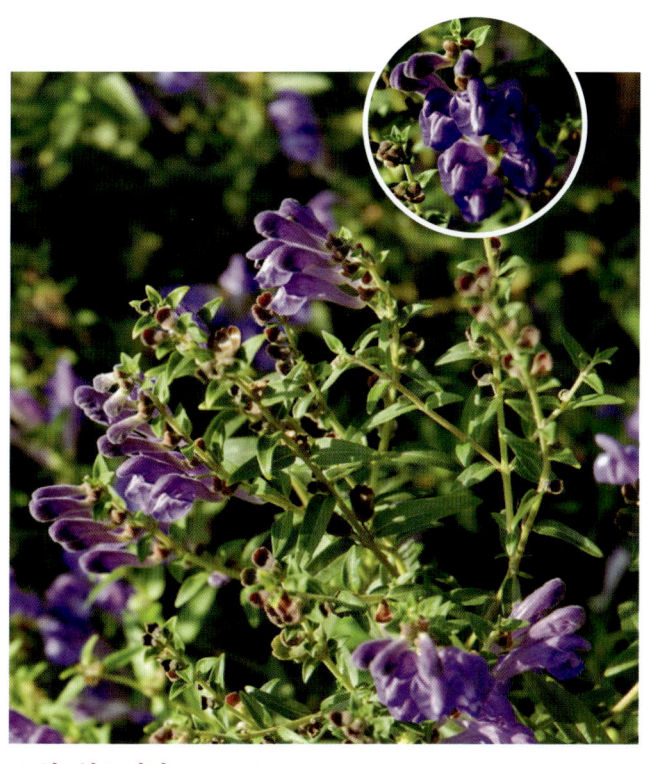

소엽, 차조기과 ■ 효능 | 기침 · 코피 · 한방 처방에
■ 약용 부분 | 뿌리　■ 채취 시기 | 가을이 끝나갈 즈음 줄기 잎이 마를 때

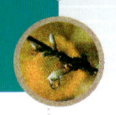

흰털냉초

생태 산지의 약간 습기가 있는 곳에서 자라는 다년초로서 높이가 50~90cm이고 총생한다. 꽃은 7~8월에 피며 총상화서는 원줄기 끝에 달리고 밑에서부터 꽃이 피어 올라간다.

꽃받침은 5개로 깊게 갈라지며 열편 끝이 뾰족하고 화관은 통형이며 끝이 얕게 4개로 갈라지고 홍자색이며 화통 안쪽에 털이 밀생한다.

수술은 2개로서 길게 밖으로 나오고 수술대는 자주색이며 밑부분에 털이 있고 암술대는 수술대와 길이가 거의 같고 밖으로 길게 나오며 백색이며 털이 없다. 전체에 털이 많고 잎의 나비가 보다 넓은 것을 털냉초, 백색꽃이 피는 것을 흰털냉초라고 한다.

어린 순을 나물로 하고 뿌리는 약용으로 한다.

약효와 사용 방법

- **류머티즘 · 관절염 · 이뇨** – 하루 양으로서 10~15g을 물 400cc에 넣고 1/3 양이 될 때까지 달여 3회에 나누어 공복 시에 복용한다.

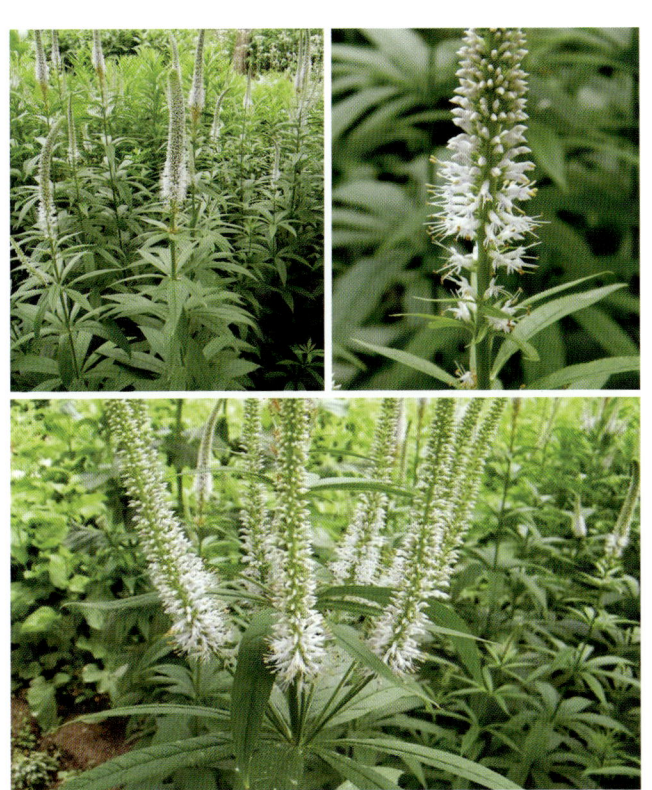

현삼과 ■ 효능 | 류머티스 · 관절염 · 이뇨
■ 약용 부분 | 뿌리 줄기 ■ 채취 시기 | 7~8월

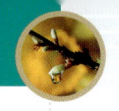

동아

생태 동남아시아 남부 오스트레일리아 · 인도 · 태평양에서 인도양에 이르기까지 넓게 퍼진 곳이 원산지, 열매는 긴 타원형체로 크다.
동아의 과육은 통통하고 백색이며 수분이 많다. 중심부는 비어 있는데 과육에 끼어 있는 것처럼 6개의 줄이 있어서 여러 개의 종자가 붙어 있다.
약효의 변화는 없고 씹으면 기름맛이 난다.

약효와 사용 방법

- **소염 · 이뇨 · 완하** – 종기가 생기고, 조금씩 부기가 있을 때, 하루 양으로서 동과자 3~12g을 물 400cc에 넣고 반량이 되도록 달여 3회에 나누어 복용.
- **한방 처방의 대황모단피탕** – 대황 2g, 모단피 4g, 도인 4g, 동과자 6g, 망초 4g으로 우선 대황 · 모단피 · 도인 · 동과자를 400cc의 물에 넣고 반량이 되도록 달여, 그것을 거르고 나서 망초를 넣어 녹여 이용한다. 변비에 잘 걸리고, 하복부를 압박하는 통증이 있을 때, 월경 불순 · 변비 · 치질 등에 이용하면 효과적이다.

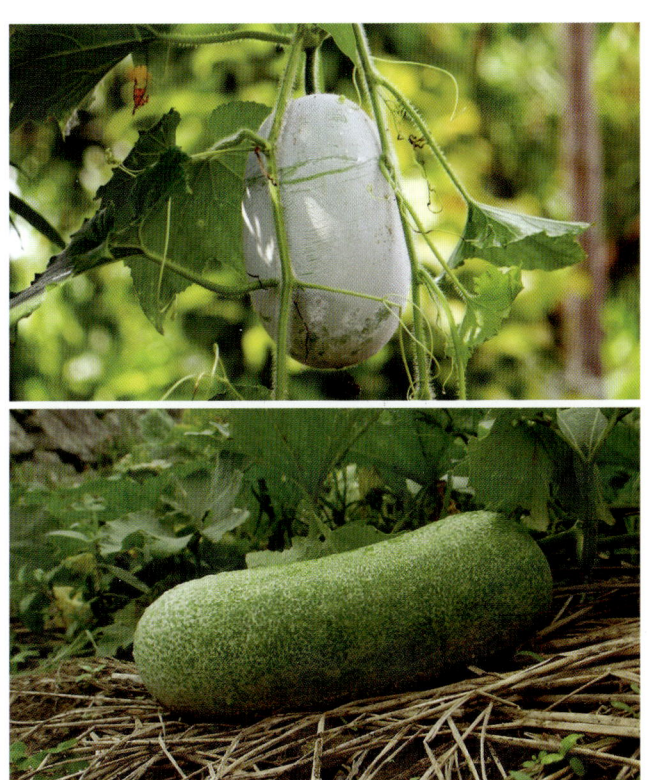

박과 ■효능 | 소염·이뇨·완하緩下 ■약용 부분 | 종자
■채취 시기 | 8~9월

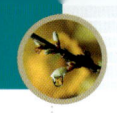

명아주

생태 곧추자라는 1년초로서 높이가 1m, 지름이 3cm에 달하고 녹색줄이 있다.

6~7월에 가지 끝에서 수상화서가 발달하여 전체적으로 원추화서를 형성하고 많은 소지가 달린다. 꽃은 양성으로서 황록색이며 화경이 없고 소포도 없으며 꽃받침이 5개로 깊게 갈라지고 꽃잎은 없으며 5개의 수술과 자방에 2개의 암술대가 달려 있다.

포과는 꽃받침으로 싸여 있고 꾸부러진 배가 들어 있는 종자는 흑색 윤기가 있다. 민간에서 잎을 건위 및 강장제로 사용하거나 벌레 물린 데 사용한다.

기본종은 어린 잎이 적색으로 되지 않는 것으로서 흰명아주라고 하며 모두 어린 순을 식용으로 한다.

약효와 사용 방법

- **치통** – 잎의 분말과 다시마 분말의 같은 양을 섞어 아픈 부분에 바른다. 잎을 달인 즙으로 양치질한다.
- **벌레에 물렸을 때** – 생잎의 즙을 바른다.

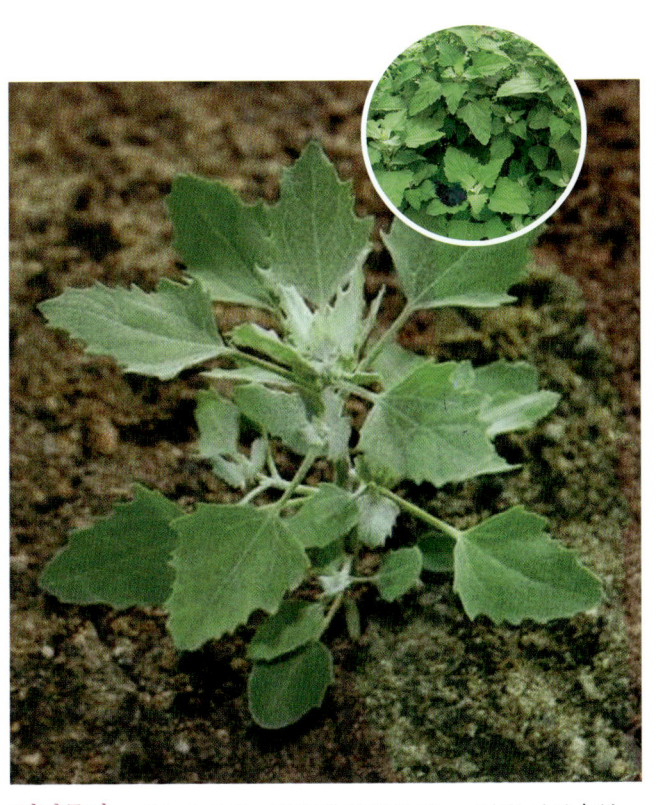

명아주과 ■ 효능 | 충치·벌레에 물렸을 때 ■ 약용 부분 | 잎
■ 채취 시기 | 봄부터 초가을까지

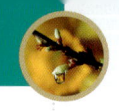

꿩의비름

생태 산지의 햇볕이 잘 쬐는 곳에서 자라는 다년초로서 원줄기는 분백색이 돌며 둥글고 곧추자라며 높이가 30~90cm이다.

꽃은 8~9월에 피며 백색 바탕에 붉은 빛이 돌고 원줄기 끝의 산방상 취산화서에 많은 꽃이 달린다. 꽃받침잎은 5개이며 연한 녹색이고 꽃잎도 5개로서 백색 바탕에 붉은 빛이 돌고 길이는 5~6mm이며 꽃받침잎보다 3~4배 길다.

수술은 5개이고 꽃잎과 길이가 비슷하며 꽃밥은 자줏빛이 돌고 암술은 5개이며 붉은 빛이 돈다.

일본에서 잎을 부스럼약으로 사용한다.

약효와 사용 방법

- **종기 · 부스럼** – 신선한 잎을 따내어, 불에 쬐이면 말리면 부풀어 오르기 때문에 아래쪽의 표피를 벗겨 내고 환부에 대어 가볍게 붕대 등으로 눌러준다.
- **작은 찰과상** – 생잎즙을 바른다.

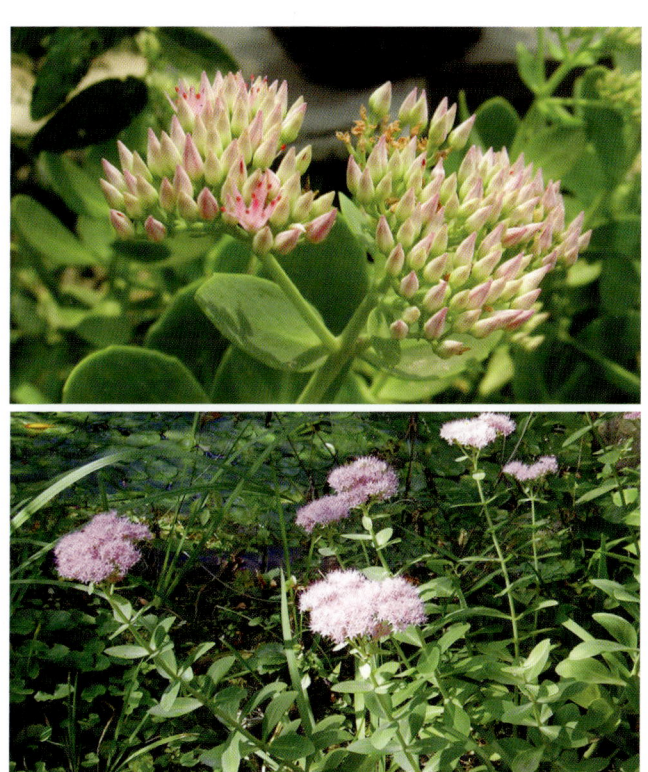

명아주과 ■ 효능 | 종기 · 부스럼　■ 약용 부분 | 잎
　　　　　■ 채취 시기 | 여름~가을

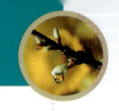

개양귀비

생태 유럽에서 들어온 관상용 2년초로서 높이가 30~80cm이고 전체에 털이 있다.

잎은 호생하며 우상으로 갈라지고 열편은 끝이 뾰족하며 가장자리에 톱니가 있다. 꽃은 5월경에 피고 적색이지만 여러 가지 품종이 있으며 가지 끝에 1개씩 달리고 꽃이 피기 전에는 밑을 향하여, 필 때는 위를 향한다.

꽃받침잎은 2개로서 녹색이고 가장자리가 백색이며 겉에 털이 있고 꽃이 필 때 떨어지며 꽃잎은 4개가 교호로 대생하고 길이가 3~4cm로서 다소 둥글다.

약효와 사용 방법

- **기침** - 건조한 꽃 2~4g을 하루 양으로서 물 300cc로 1/2 양이 될 때까지 달여 설탕을 소량 첨가한다. 이것을 하루 2~3회에 나누어 따뜻할 동안에 복용한다. 복용할 때마다 따뜻하게 해서 먹는다.

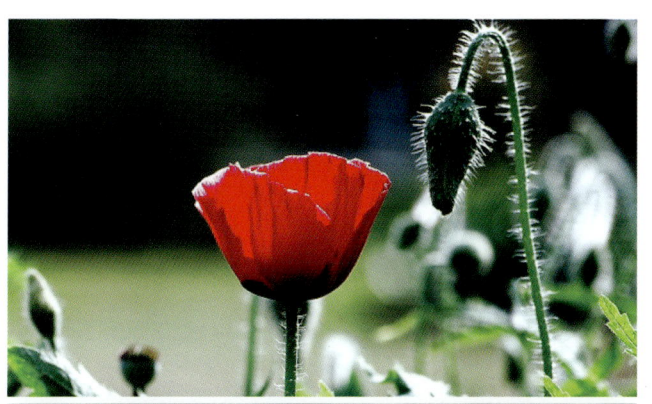

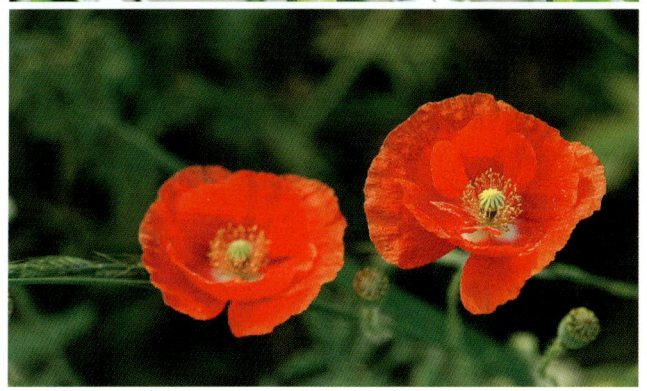

양귀비과 ■ 효능 | 기침을 멈추게 한다 ■ 약용 부분 | 꽃
■ 채취 시기 | 5월의 개화기

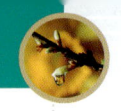

새삼 · 토사

생태 각지에서 볼 수 있는 1년초 기생식물. 줄기는 덩굴이 되어 다른 식물에 휘감겨서, 흡반으로 양분을 섭취하고 휘감기며 벋어 자란다.

꽃 뒤에 삭과를 맺지만 성숙하면 위의 반 부분에 뚜껑이 벗겨져 회갈색의 종자가 여러 개 흩어져 떨어진다. 지상에 떨어진 종자는 봄에 발아해서 땅 속에 뿌리를 내려 땅 위에 가는 줄기를 벋는다.

10월경 익기 직전의 열매를 채취해 넓게 펴 음지에서 말린다. 건조시키고 나면 양손으로 종자를 빼내 사용한다.

약효와 사용 방법

- **자양 · 강장** – 토사자주를 마신다. 토사자 60~90g, 정제설탕 100g을 소주 720㎖에 담가 2~3개월 후에 천으로 짜내어 취침 전 20~30cc를 한도로 마신다.

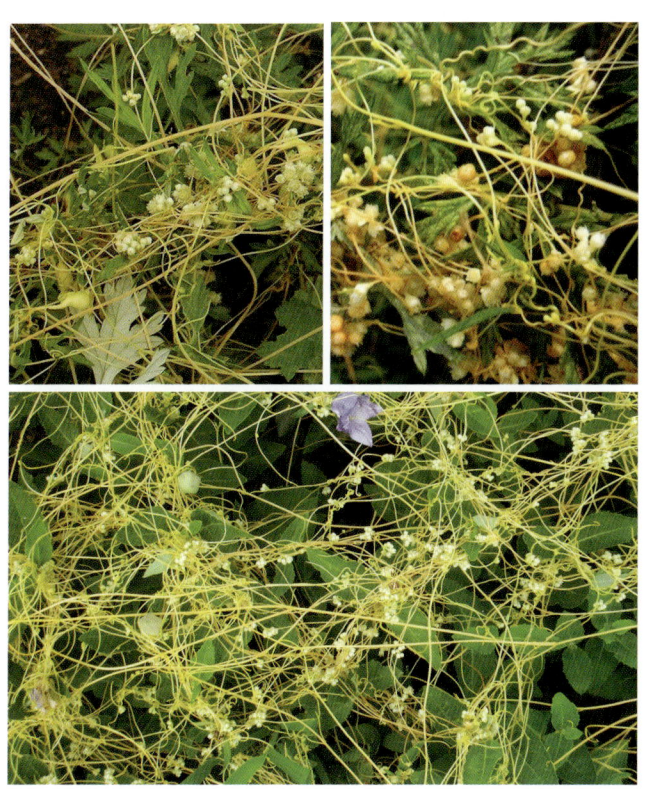

매꽃과 ■ 효능 | 자양·강장   ■ 약용 부분 | 종자
■ 채취 시기 | 10월

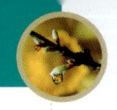

미역취

생태 산야에서 흔히 자라는 다년초로서 높이가 35~85cm 이고 윗부분에서 가지가 갈라지며 잔털이 있다.
어린 순을 나물로 하고 민간에서 건위 및 이뇨제로 사용한다.

약효와 사용 방법
- **감기의 두통·목이 부어 아플 때·종기·부스럼에** – 하루 양으로서 잘게 썬 건조한 줄기 잎 10~15g을 물 400cc에서 반량이 되도록 달여 3회에 나누어 식전 30분에 복용한다.
- **목이 아플 때** – 줄기 잎 15~20g을 물 400cc에 넣고 반량이 될 때까지 달여 이것으로 양치질한다.

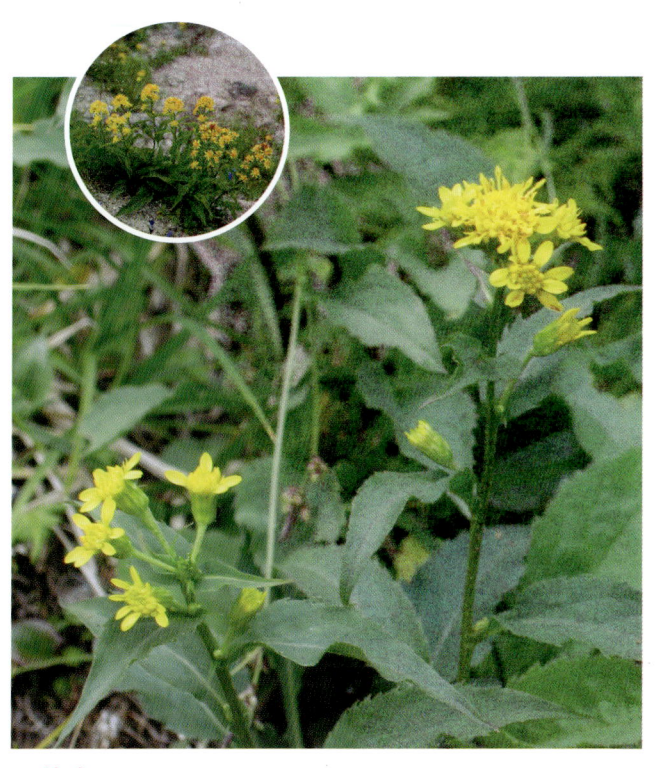

국화과 ■ 효능 | 감기 걸렸을 때의 두통 · 목에 나는 종기 · 부스럼의 해독
■ 약용 부분 | 전부   ■ 채취 시기 | 8~10월

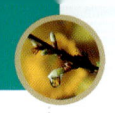

탱알·개미취

생태   중국·우리나라·시베리아 등이 원산지로서 꽃이 아름다워 관상용으로도 많이 재배되고 있다.
뿌리와 뿌리줄기를 건조시켜 생약으로 하는데, 그 모습은 자갈색이나 회갈색이고, 성질은 부드러워서 말리면 접혀진다.
특이한 냄새가 있다. 가을 10~11월에 뽑아 올려 실뿌리를 푸는 것처럼 해서 흙을 씻어 내고 말린다.
거담작용이 있는 사포닌을 함유하고 있다.

약효와 사용 방법

- **기침을 멎게·거담** – 하루 양 3~10g을 물 300cc에 넣고 1/3 양이 될 때까지 달여 3회에 나누어 복용한다.

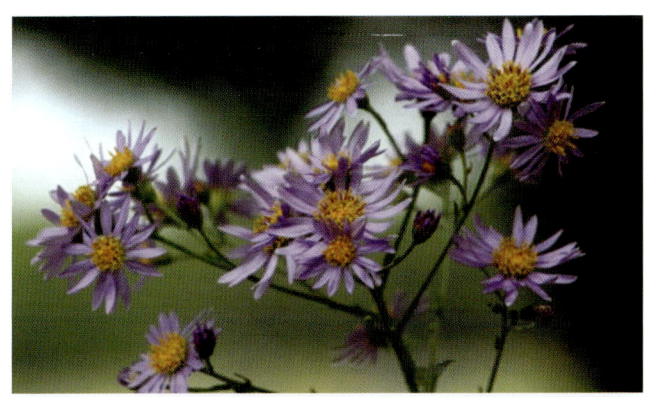

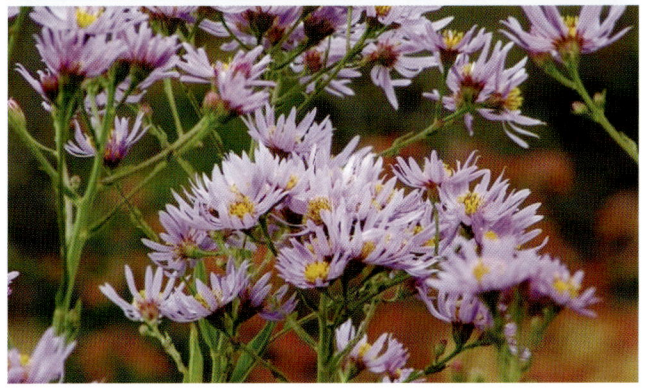

국화과 ■ 효능 | 기침을 멈추게 한다. 가래를 없앤다.
■ 약용 부분 | 뿌리 ■ 채취 시기 | 10~11월

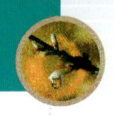

왕원추리

생태 관상용으로 심고 있는 중국 원산의 다년초로서 뿌리에 괴경이 있고 잎은 서로 대생하여 얼싸안으며 길이는 40~60cm, 나비는 2.5~4cm로서 끝이 활처럼 뒤로 굽는다.

꽃은 8월에 피고 화경은 높이가 80~100cm로서 대개 끝이 2개로 갈라져 많은 꽃이 총상으로 달린다.

꽃은 길이가 10cm, 지름은 8cm 정도이고 통부는 짧으며 길이는 2cm 정도로서 갑자기 옆으로 퍼진다. 꽃잎은 만첩이고 수술과 암술은 대부분 꽃잎으로 변한다.

어린 순을 나물로 하고 꽃도 말려서 먹는다고 한다.

뿌리를 이뇨, 지혈 및 소염제로 사용한다.

약효와 사용 방법
- **해열** – 봉오리를 건조시킨 것을, 1회 10~15g으로 해서 물 400cc에 넣어 반량이 될 때까지 달여 복용한다.
- **이뇨** – 건조시킨 뿌리 1회 양 5~10g을 물 400cc에 넣고 반량이 될 때까지 달여 복용한다.

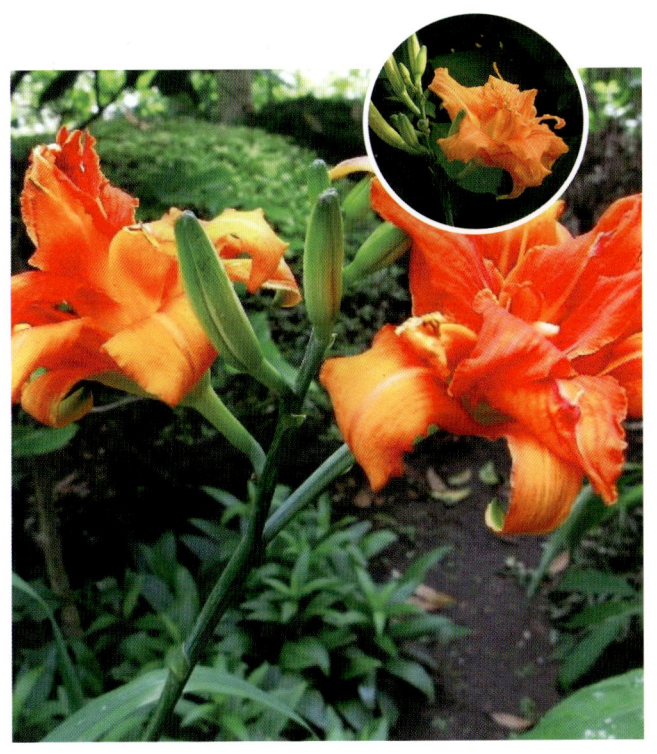

백합과 ■ 효능 | 해열꽃봉우리 · 이뇨 · 종기 · 부스럼뿌리
■ 약용 부분 | 꽃봉우리, 뿌리
■ 채취 시기 | 봉우리는 6~7월, 뿌리는 가을

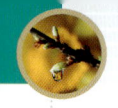

오수유

생태 중국산의 낙엽소교목으로서 경주 지방에서 심고 있으며 높이가 5m에 달하고 어린 가지에 털이 있다.

잎은 대생하며 소엽은 7~15개이며 소엽병이 짧고 길이 7~8cm로서 표면은 어릴 때 털이 있지만 중근 이외의 것은 점차 없어지고 뒷면에 털이 있다.

삭과는 붉은 빛이 돌며 길이는 5~6mm로서 거칠며 종자는 거의 둥글고 윤채가 있으며 길이가 4mm 정도로서 하늘색이 돈다.

개쉬땅나무와 비슷하지만 소엽이 많고 뒷면에 털이 있으며 열매 끝이 둥근 것이 다르다.

한방에서 열매를 오수유라고 하며 건위 · 미구풍 · 해독 및 이뇨제로 사용하고 욕탕료로도 사용한다.

약효와 사용 방법

- **건위** - 건조한 열매의 분말 1회 양 0.3~0.5g을 물로 복용한다.

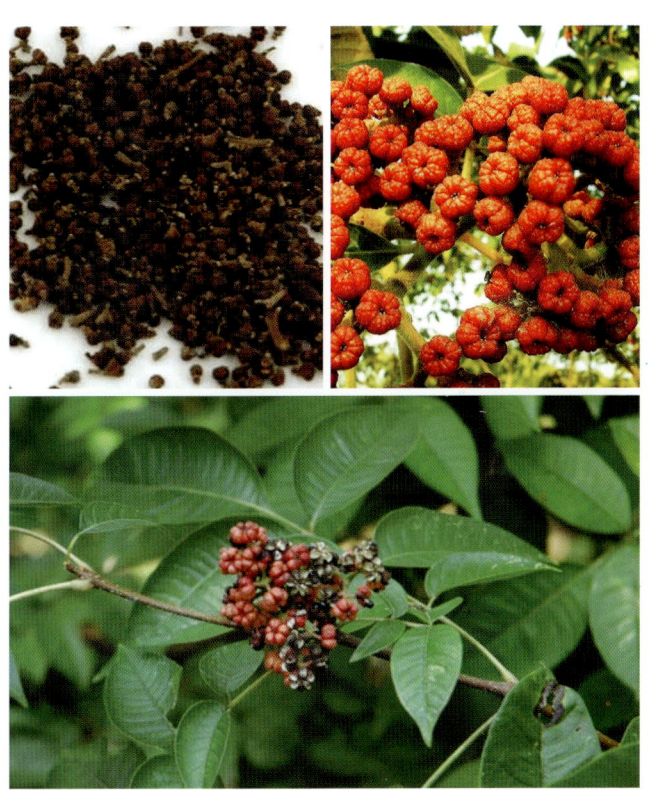

굴나무과 ■ 효능 | 위를 튼튼하게 ■ 약용 부분 | 열매 ■ 채취 시기 | 11월

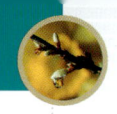

접시꽃

생태 중국산의 2년초로서 관상용으로 심고 있으며 높이가 2.5m에 달하고 원줄기는 녹색이며 털이 있다.
6월경에 엽액에서 짧은 화편이 있는 꽃이 피기 시작하여 위로 올라가며 끝에서 긴 화서로 되고 소포는 7~8개가 밑부분에서 서로 붙어 있으며 녹색이다.
꽃받침은 5개로 갈라지고 꽃잎도 5개가 기왓장처럼 겹쳐지며 가지각색의 꽃이 피고 단체웅예의 꽃밥이 밀집되어 있으며 암술대는 1개이지만 끝에서 여러 개로 갈라지고 접시 같은 열매가 달린다.
뿌리를 촉규근, 꽃을 촉규화라고 하며 점액이 있어 접골제로 사용한다.

약효와 사용 방법

- **이뇨** – 꽃 4~8g을 1회 양으로 해서 물 300cc에 넣고 반량이 될 때까지 달여 복용한다. 뿌리는 10~15g을 1회 양으로 해서 물 300cc에 넣고 반량이 될 때까지 달여 복용한다.

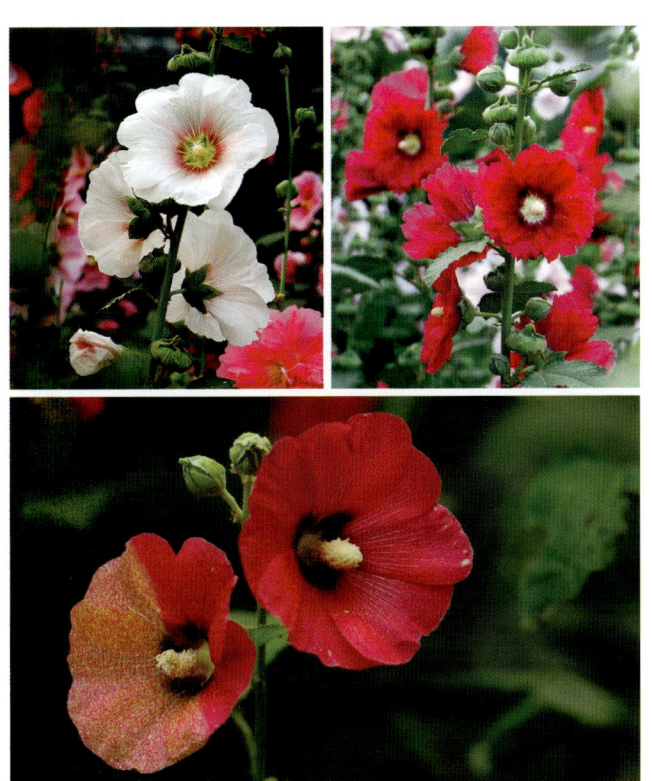

아욱과 ■ 효능 | 이뇨 ■ 약용 부분 | 꽃, 뿌리
■ 채취 시기 | 여름부터 가을의 개화기

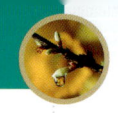

자리공

생태 민가 근처에서 자라는 다년초로서 전체에 털이 없고 높이가 1m에 달하며 뿌리가 크게 비대해진다.
가장자리가 밋밋하다. 꽃은 5~6월에 피고 백색이며 화서는 잎과 대생하며 길이는 5~12cm로서 곧추서거나 비스듬히 위를 향한다.
소화편은 길이가 10~12mm이고 꽃받침열편은 5개이고 꽃잎이 없다. 수술은 8개이고 꽃밥은 연한 홍색이며 자방은 8개로서, 윤생하고 1개씩의 암술대가 밖으로 젖혀진다.
과수는 곧추서며 8개의 분과가 서로 인접하며 윤상으로 나열되고 자주색의 즙액이 있으며 흑색 종자가 1개씩 들어 있다. 유독 식물이지만 잎을 데쳐서 먹기도 하고 뿌리를 이뇨제로 사용한다.

약효와 사용 방법

- **이뇨** – 1회 3~6g을 물 300cc에 넣어 1/3 양이 될 때까지 달여 복용한다.

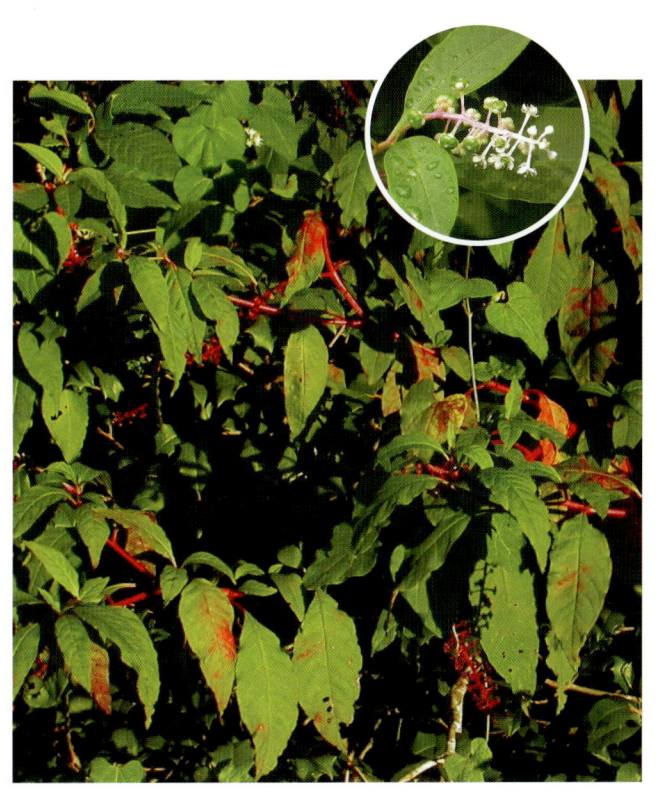

산우엉과 ■ 효능 | 이뇨 ■ 약용 부분 | 뿌리
■ 채취 시기 | 추분의 전후 3일로 7일간

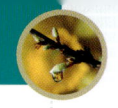

아주까리

생태 북부 아프리카가 원산지로 세계 각지에서 재배되고 있다.
대극과의 1년초로서 줄기는 2m 가량이나 되고 잎은 손바닥모양으로 깊이 갈라져 있으며, 8~9월에 원줄기 끝에 꽃이, 길이가 20cm 정도로 모여 핀다.
피마자 기름 40~60%, 하리이질에 효과가 있는 리티노렌 · 올레인 · 리틴독성 단백질 · 리티닌 등을 함유하고 있다.

약효와 사용 방법
- **설사제** – 시판되고 있는 피마자유를 이용한다. 1회 양은 성인 25cc.

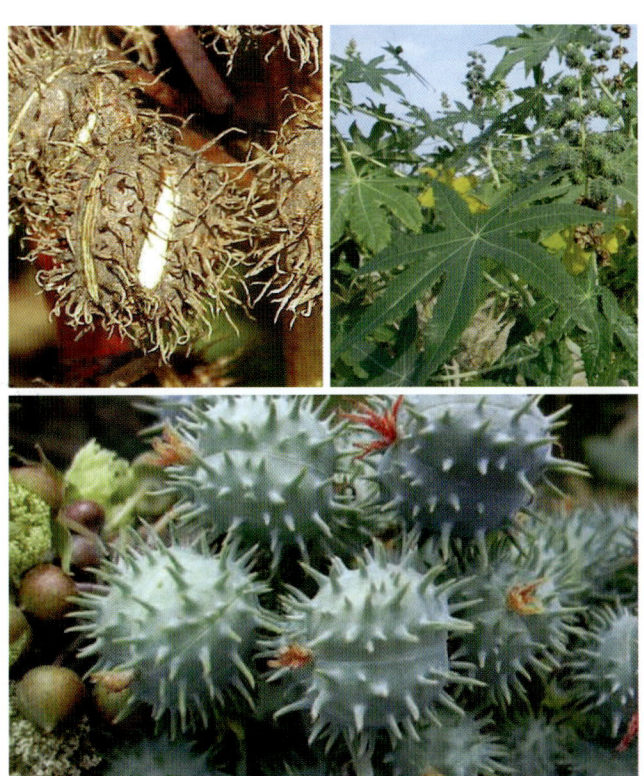

등대풀과 ■효능 | 설사제 ■약용 부분 | 종자
■채취 시기 | 8월

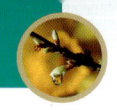

일일초

생태 미국이 원산지. 현재 열대 각지의 길가에 들풀처럼 번성하고 있다.
1958년 이래 많은 일일초 알카로이드가 발견되었다. 맨처음에 발표한 알키로이드의 결정, 빙카류고블라스틴에는 종양 제거작용이 있고, 그 외에 탄닌도 함유되어 있다.

약효와 사용 방법

- **위궤양 · 변통 · 소화촉진** – 1회에 생잎 3~5장을 갈아 으깨어 물을 넣어서, 가제로 걸러 마신다. 알카로이드를 함유하고 있다.

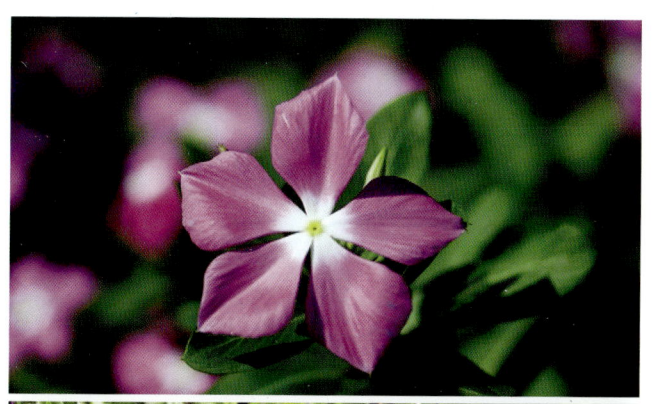

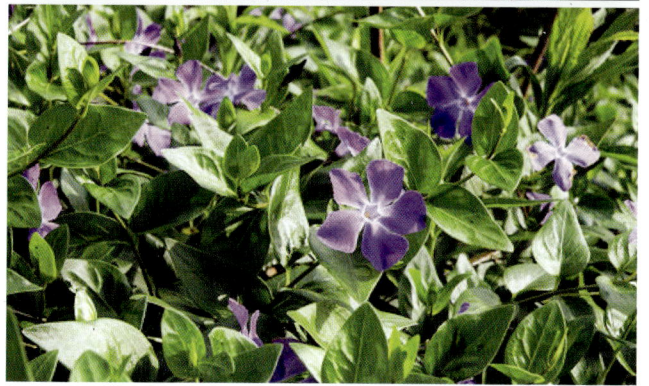

협죽도과 ■ 효능 | 위궤양 · 변통便通 · 소화촉진
　　　　　■ 약용 부분 | 전부 ■ 채취 시기 | 가을 8~9월

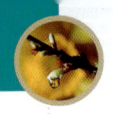

맥문동

생태 산지의 나무 그늘에서 자라는 다년초로서 근경은 굵고 딱딱하며 옆으로 번지 않고 수염뿌리의 끝이 땅콩처럼 굵어지는 것도 있다.

잎은 짙은 녹색이며 밑에서 총생하고 끝이 뾰족해지다가 둔해지기도 하며 11~15맥이 있고 밑부분이 가늘어져 엽병 비슷하게 된다.

꽃은 5~6월에 피며 꽃이 3~5개씩 마디마다 모여 달리며 화서는 길이가 8~12cm이다. 소화편은 길이가 2~5mm이고 꽃 밑부분 또는 중앙 윗부분에 관절이 있으며 화피열편은 6개로서 연한 자주색이다.

수술은 6개이고 수술대는 꾸불꾸불하며 암술대는 1개이고 열매는 얇은 껍질이 일찍 벗겨지면서 흑색 종자가 노출된다. 괴근을 소염·강장·진해·거담 및 강심제로 사용한다.

약효와 사용 방법

- **자양·강장·최유·기침** – 1회 양 6~10g을 물 300cc에 넣어 1/3 양이 될 때까지 달여 복용한다.

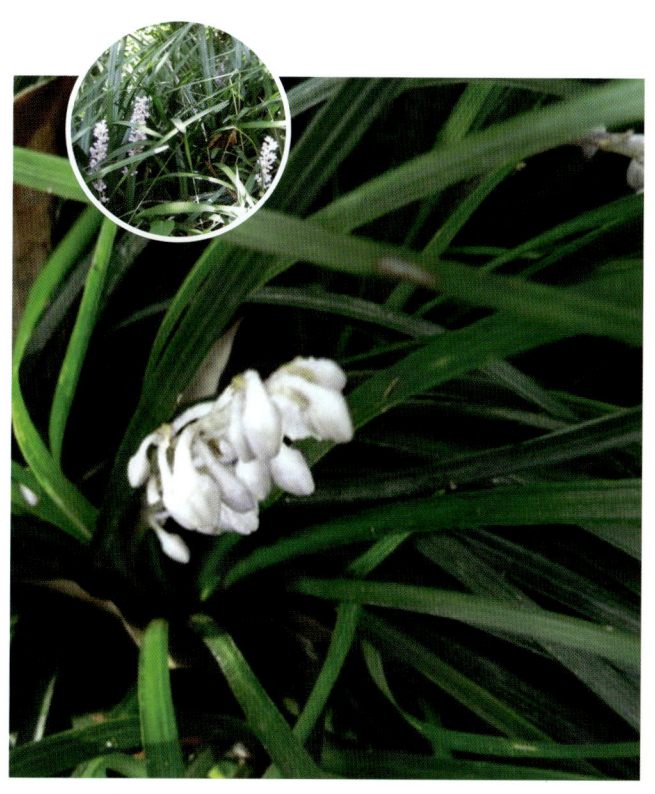

백합과 ■ 효능 | 자양 · 강장 · 최유(젖을 잘 나오게 함) · 기침
■ 약용 부분 | 뿌리의 비대한 부분 ■ 채취 시기 | 가을

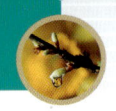

콩 대두콩

생태 중국이 원산지인 1년초로서 재배하고 있으며 높이가 60cm에 달하고 잎과 더불어 갈색털이 있다.

꽃은 7~8월에 피며 자줏빛이 도는 홍색 또는 백색이고 엽액에서 자라는 총상화서에 달린다.

꽃받침은 5개로 갈라지고 열편 중에서 밑의 것이 가장 길며 기판은 넓고 끝이 파지며 익판은 기판보다 짧고 용골판이 가장 짧다.

수술은 10개로서 각각 2개로 갈라지며 꼬투리는 짧은 대가 있고 편평하며 1~7개의 종자가 들어 있다.

콩은 황백색·흑색·연한 갈색·녹색 등 여러 가지가 있으며 주요 작물의 하나이다.

약효와 사용 방법

- **감기로 기침과 열이 있을 때** – 볶은 검은 콩 20g을 물 300cc에 넣어 반량이 될 때까지 달여 이것을 하루 양으로 해서 몇 회 나누어 마신다.
- **이뇨·해독** – 하루 양으로서 볶은 검은 콩 20~30g을 볶아서 달인 차에 적당량을 넣어 차 대신에 마신다.

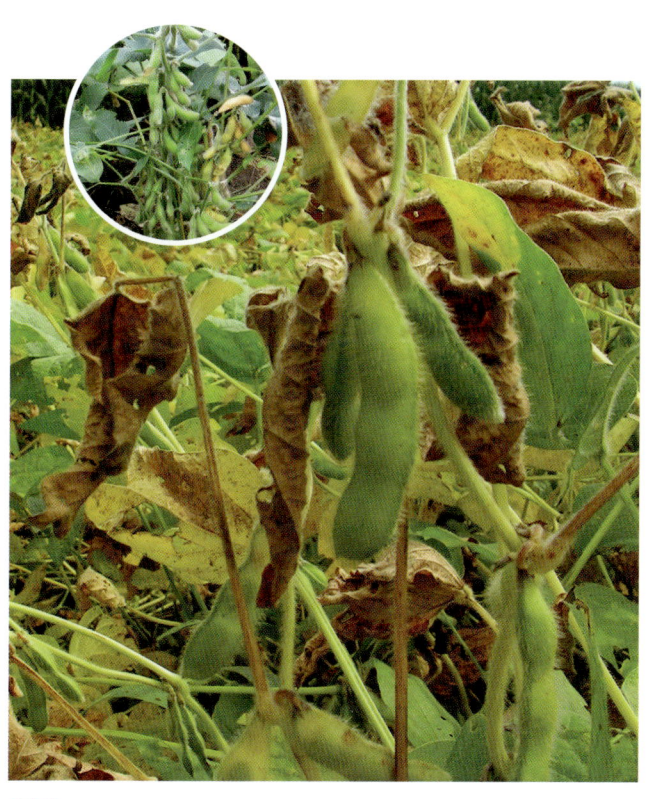

콩과 ■ 효능 | 이뇨 · 해열 · 해독 · 감기
　　　■ 약용 부분 | 종자　■ 채취 시기 | 가을

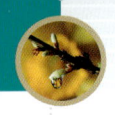

소철

생태 제주도에서는 뜰에서도 자라지만 기타 지역에서는 온실이나 집 안에서 기르는 관상수로서 가지가 없고 줄기가 하나로 자라거나 밑부분에서 작은 것이 돋으며 높이가 1~4m이다.

잎은 1회 우상 복엽이고 우편은 호생하며 선형이고 가장자리가 다소 뒤로 말린다. 꽃은 이가화로서 웅화수는 원줄기 끝에 달리고 많은 실편으로 되었다. 암꽃은 원줄기 끝에 둥글게 모여 달리고 원줄기에 가까운 양쪽에 3~5개의 배주가 달리며 윗부분에서 황갈색의 털 같은 것이 밀생한다.

종자는 길이가 4cm로서 편평하고 외종피는 적색이다. 종자를 식용으로 하며 원줄기에서 전분이 채취되지만 독성이 있으므로 물에 우려야 한다.

약효와 사용 방법

- **기침 · 통경** – 하루 양 5~15g을 물 400cc에 넣어 1/3 양이 되도록 달여 3회에 나누어 복용한다.
- **찰과상** – 위와 같이 달인 즙으로 상처를 닦는다.

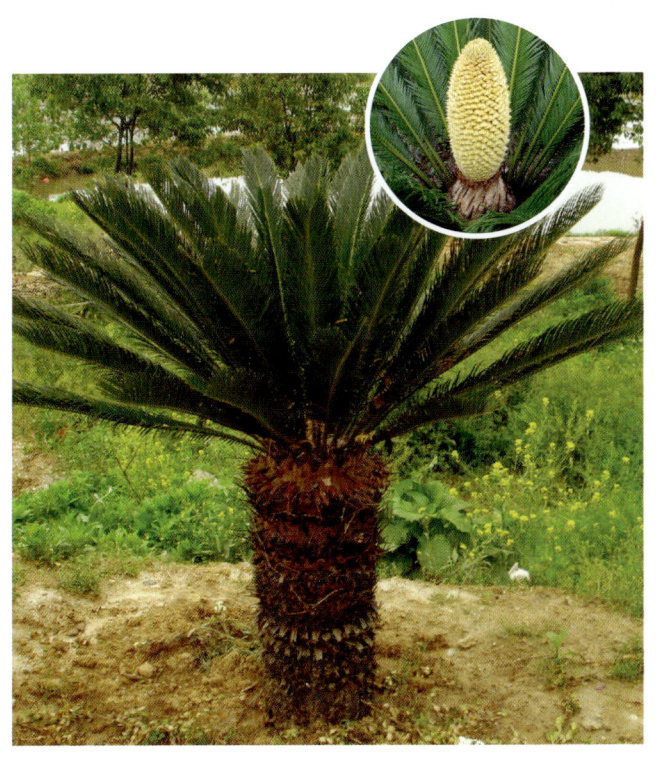

상록교목과, 소철과
- 효능 | 기침을 멈추게 한다 · 통경通經 · 베인 상처
- 약용 부분 | 종자 ■ 채취 시기 | 10~11월

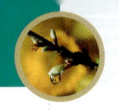

예덕나무

생태 남쪽 바닷가에서 자라지만 내장산까지 올라오는 낙엽소교목 또는 수목으로서 높이가 10m에 달하며 어릴 때는 성상의 인모로 덮여 있고 붉은 빛이 돌지만 점차 암백색으로 되며 가지가 굵다.

꽃은 2가화로서 6월에 피며 수꽃은 모여 달리고 꽃받침은 3~4개로서 갈라지며 50~80개의 수술이 있고 삭과는 황갈색 선점과 성모가 밀생하며 강모도 있고 10월에 익으면 3개로 갈라진 다음 다시 2개로 갈라진다. 종자는 암갈색이며 약간 둥글고 뚜렷하지 않은 돌기가 있다.

약효와 사용 방법

- **위궤양** – 하루 양 1~3g을 200cc의 물에 넣고 반량이 될 때까지 달여 매 식후 30분 정도에 복용한다.
- **종기·부스럼** – 건조한 잎 2~4g을 달여서 그 즙으로 환부를 씻는다. 또, 건조한 나무껍질을 하루 양 2~4g을, 물 200cc에 넣고 1/2 양이 되도록 달여 하루 3회, 매 식후 30분에 복용한다. 외용과 내복을 병행하면 효과가 더 크다.

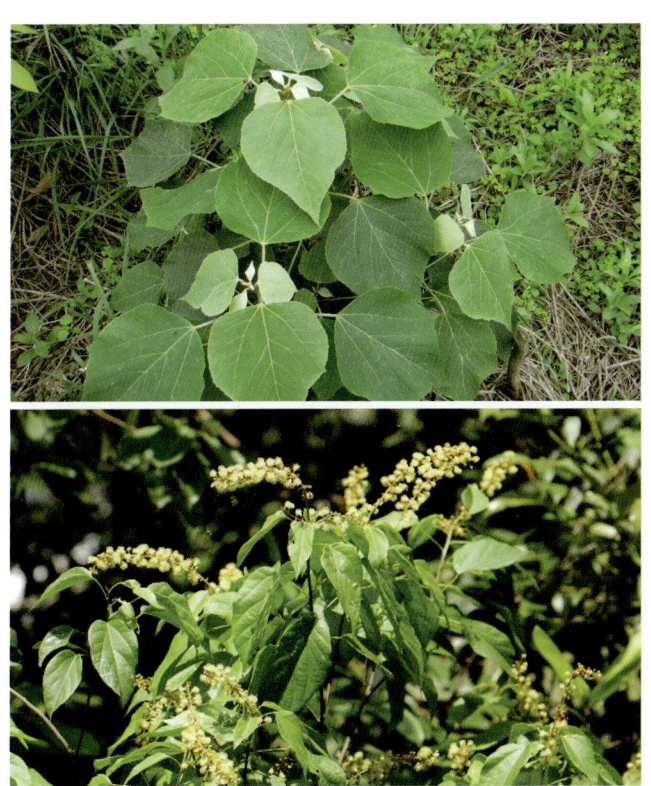

등대풀과 ■ 효능 | 종기 · 부스럼 · 위궤양
■ 약용 부분 | 잎, 나무껍질 ■ 채취 시기 | 여름

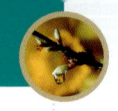

소나무

생태 높이가 35m, 지름은 1.8m에 달하는 상록교목으로서 가지가 퍼지고 윗부분의 수피가 적갈색 또는 흑갈색이며 동아는 적갈색이다.

잎은 2개씩 달리고 비틀리며 밑부분에 아린이 있고 2년 후에 떨어진다. 꽃은 일가화로서 웅화수는 새 가지 밑부분에 달리며 자화수는 새 가지 끝에 달린다.

꽃은 5월에 피며 열매는 다음해 9월에 익는다. 용재수로서 솔잎 화분 및 수피를 약용 또는 식용으로 한다. 밑부분에서 굵은 가지가 갈라지는 반송, 밋밋하게 곧추자라는 금강소나무 등 많은 종류가 있다.

약효와 사용 방법

- **혈관벽 강화 · 중풍 · 고혈압의 예방** – 갓 따온 적송엽 350g을 잘 씻어 물기를 빼고 잘게 썰어서 정제 설탕 100g, 소주 1.8ℓ 와 함께 병에 넣어 3개월 정도 묵혀 두었다가, 행주로 걸러 적송엽주를 만든다. 1회 20cc, 하루 3회에 나누어 마시면 좋다.

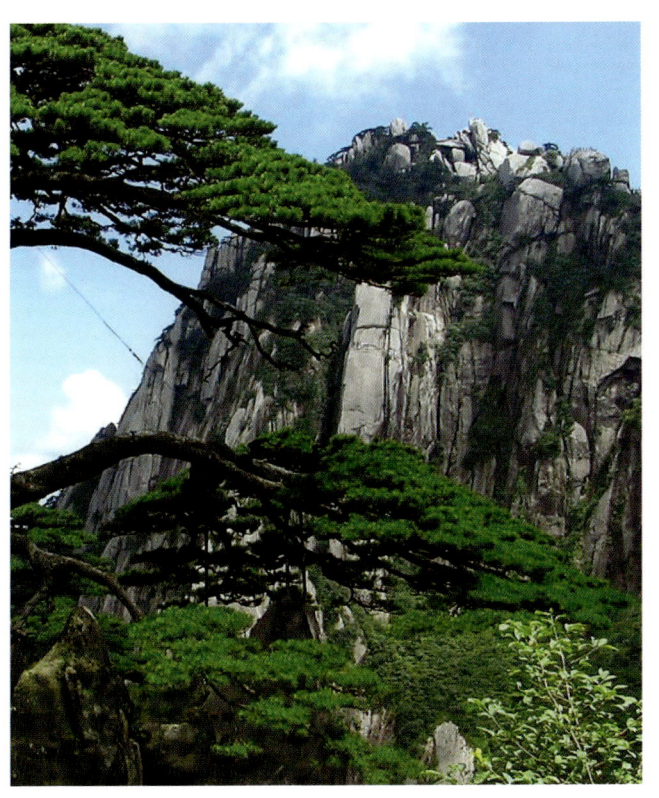

소나무과 ■ 효능 | 혈관벽 강화 · 고혈압 · 중풍 예방과 치료
■ 약용 부분 | 잎   ■ 채취 시기 | 언제라도 좋다.

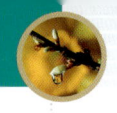

후박나무

생태 울릉도 및 남쪽 섬에서 자라는 상록교목으로서 높이가 20m, 지름은 1m에 달한다.
5~6월에 새 잎이 나올 때 털이 없는 원추화서가 액생하고 많은 황록색의 양성화가 달리며
열매는 다음해 7월에 흑자색으로 익으며 과경果梗은 적색이다.

약효와 사용 방법

- **기침 · 입덧 · 신경성 위염** – 반하후박탕반하 5g, 복령 5g, 후박 3g, 소엽 2g, 생강 3g을 하루 양으로 한다.을 하루 3회, 식후 30분에 복용. 기분이 좋지 않고, 식도 부위에 이물감이 있으며, 심장이 빨리 뛰고 현기증이 등의 증상을 동반할 때에 좋다.
- **변비** – 단단한 체질로 배가 전반적으로 팽만해서 탄력이 있고 변비가 있는 사람에게 쓰는 한방 처방으로 소승기탕대황 2g, 기실 2g, 후박 3g을 하루 양으로 한다이 있다. 물 400cc에 기실, 후박을 넣고 1/2 양이 될 때까지 달인다. 다시 대황을 넣고 1/2 양이 될 때까지 달인다. 하루 3회에 나누어 공복 시에 복용한다.

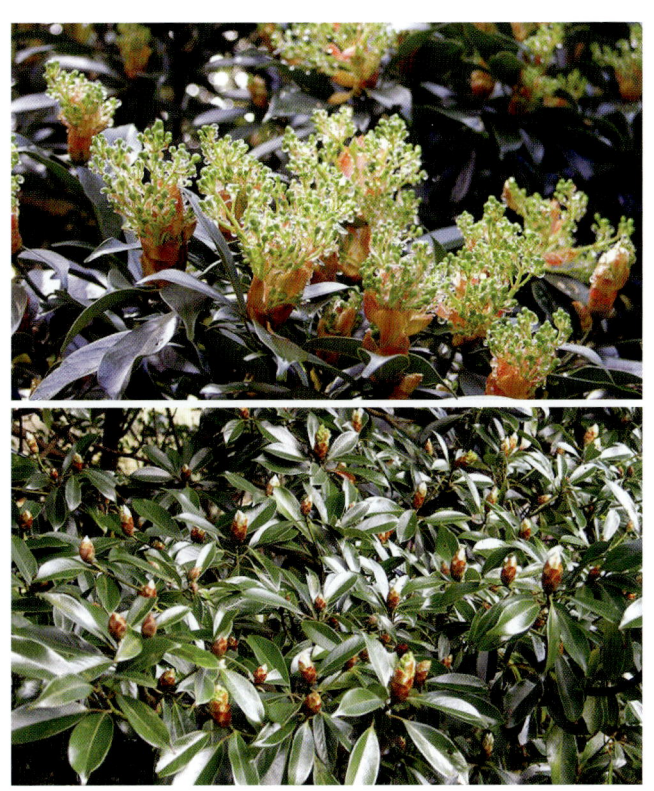

목련과 ■ 효능 | 기침 · 입덧 · 신경성 위염 · 변비
■ 약용 부분 | 나무껍질　■ 채취 시기 | 입하 전의 여름

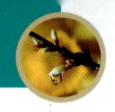

긴강남차 · 결명자

생태 북아메리카가 원산지로서 식용으로 재배하며 높이가 1m에 달하고 잎은 우수 1회 우상복엽으로서 2~4쌍의 소엽이 달리며 첫째 소엽 사이에 선체가 있다. 꽃은 6~8월에 피며 황색이고 화경이 있으며 엽액에 1~2개씩 달린다.

꼬투리는 길이가 15cm 정도로서 활처럼 굽고 녹색이며 네모진 종자가 1줄로 배열된다. 종자를 약용으로 하지만 보리차처럼 볶아서 차를 달이기도 한다.

약효와 사용 방법

- **변비** – 1회 5g을 달여서 복용한다.
- **고혈압 예방 · 건강증진** – 하루에 10g 정도를 토기병에 달여서 차 대신에 마시면 좋은데 같은 양의 의이인율무의 종자을 넣어서 마시면 건강차로서 좋다. 오랫동안 연용하는 것이 필요하다. 결명자, 의이인은 함께 바짝 구워 말린 다음에 사용할 것.
- **신경통 · 류머티즘** – 결명자 · 방기 · 상백피뽕나무의 뿌리 각 12g을 섞어 달여서 복용.

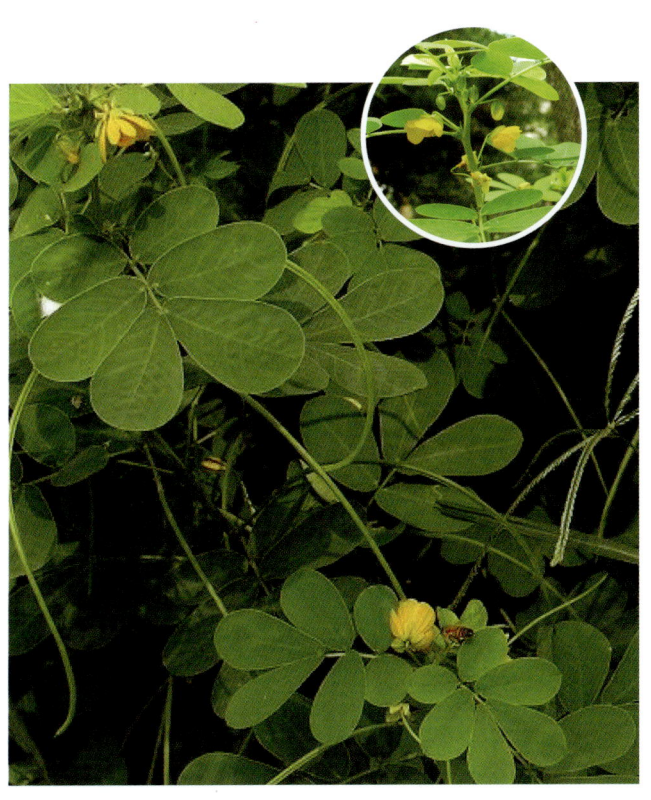

콩과 ■효능 | 변비 · 고혈압 예방 · 신경통 · 류머티즘 · 건강 증진 ■약용 부분 | 종자 ■채취 시기 | 가을

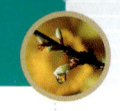

돌외

생태 울릉도 및 남쪽 섬의 숲 가장자리에서 자라는 다년생 덩굴식물로서 마디에 백색털이 있고 이리저리 엉겨서 자라지만 덩굴손으로 기어올라가기도 한다.
잎은 호생하며 양면에 다세포로 된 백색털이 있으나 곧 없어지고 소엽은 보통 5개이지만 3~7개인 것도 있으며 정소엽은 소엽병과 더불어 끝이 뾰족하며 포면 맥 위에 잔털이 있고 가장자리에 톱니가 있다.
꽃은 8~9월에 피며 황록색이고 화서는 길이가 8~15cm이며 꽃받침열편이 극히 작고 화관은 5개로 갈라지며 열편은 길이가 3mm 정도로서 끝이 길게 뾰족해진다.
장과는 둥글며 지름은 6~8mm로서 흑록색으로 익고 상반부에 1개의 황선이 있으며 종자는 길이가 4mm정도이다.

약효와 사용 방법

- **기침** – 1회 3~5g을 물 400~600cc에 넣고 반량이 될 때까지 달여 복용한다.

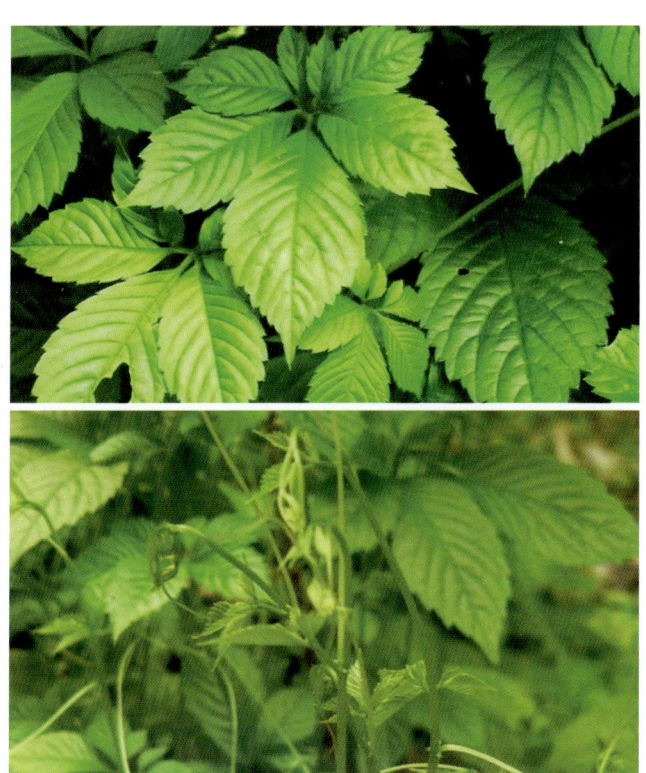

박과 ■ 효능 | 세탁제 · 기침을 멈추게 한다 ■ 약용 부분 | 전부
■ 채취 시기 | 여름

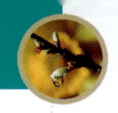

가시오갈피

생태 추풍령, 광릉 및 강원도 이북에서 자라는 낙엽수목으로서 높이가 2~3m이고 가지는 그리 갈라지지 않으며 전체에 가늘고 긴 가시가 밀생하고 암갈색이며 특히 엽병 밑에 가시가 많다.
꽃은 7월에 피고 자황색이 돌며 소화편은 길이가 1~2cm로서 털이 없고 갈라진 곳에만 밀모가 있다. 암술대는 길이가 1~1.8cm로서 완전히 합쳐지며 암술머리가 5개로 약간 갈라지고 열매는 둥글며 털이 없고 지름은 8~10mm로서 10월에 익는다.
소지에 가시가 거의 없고 잎과 화서가 보다 큰 것을 민가시오갈피라고 한다.

약효와 사용 방법

- **강장·피로회복** – 뿌리의 껍질을 1회 양 약 5g으로 해서 물 300~400cc에 넣고 반량이 될 때까지 달여서 복용한다.
- **건강약주** – 뿌리의 껍질 80g, 정제 설탕 150g을 35도의 소주에 담가 차고 어두운 곳에 두었다가 2~3개월 후에 걸러 1회 양 20~40cc를 한도로 해서 복용하면 좋다.

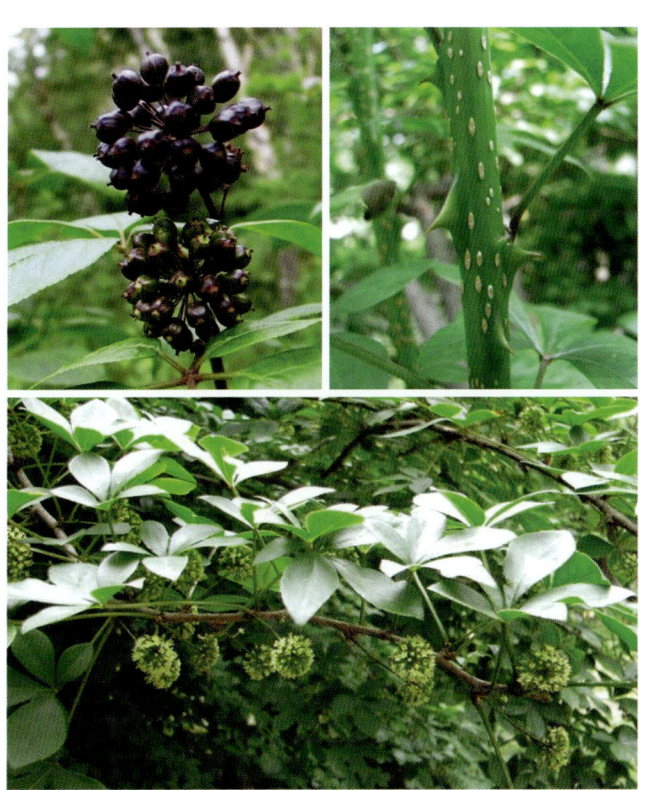

오갈피나무과 ■ 효능 | 강장 · 피로 회복 · 건강 약주
■ 약용 부분 | 뿌리의 껍질 ■ 채취 시기 | 여름

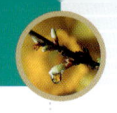

차폴

생태 냇가 근처의 양지에서 자라는 1년초로서 높이가 30~60cm이고 흔히 가지가 갈라지며 줄기에 안으로 꼬부라진 짧은 털이 있다.

잎은 호생하고 엽병이 있으며 길이는 3~8cm이다. 소엽은 30~70개이고 가장자리에 털이 약간 있고 첫째 소엽은 바로 밑에 선이 있다.

꽃은 7~8월에 피며 황색이고 엽액에 1~2개씩 달리며 소화편 끝에 소포가 있다. 꽃받침열편은 꼬부라진 짧은 털이 있으며 꽃잎과 더불어 각각 5개이고 4개의 수술과 1개의 암술이 있으며 자방은 짧은 털이 있다. 열매는 편평한 타원형이고 겉에 털이 있으며 종자는 흑색이며 윤기가 있고 편평하지만 약간 네모가 진다. 전체를 차대용으로 하며 이뇨제로도 사용한다.

약효와 사용 방법

- **이뇨 · 건강차** – 하루 양으로서 약 10g을 물 400~600cc에 넣고 펄펄 끓여서 차처럼 해서 마신다.

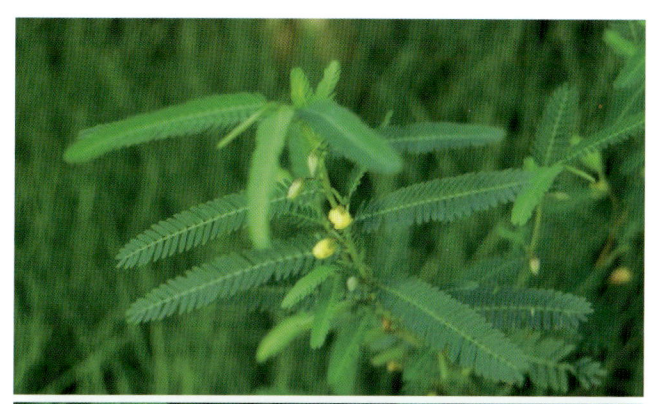

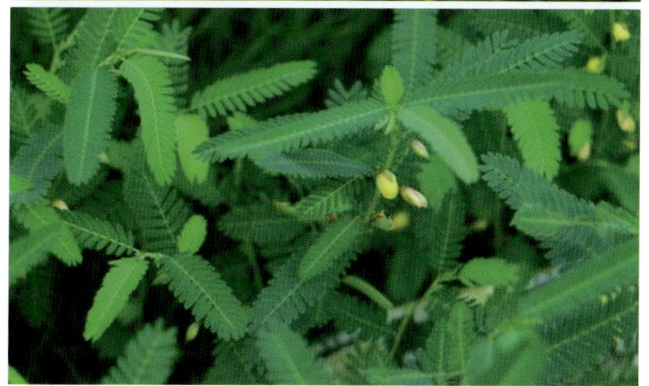

콩과 ■ 효능 | 이뇨 · 건강차 ■ 약용 부분 | 전부
■ 채취 시기 | 여름 8, 9월

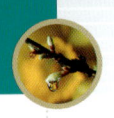

수염가래꽃

생태 논둑이나 습지에서 자라는 다년초로서 높이가 3~15cm이고 옆으로 벋으며 군데군데에서 뿌리가 내리고 옆으로 선다.

꽃은 5~8월에 피고 연한 자줏빛이 돌며 소화편은 길이가 1.5~3cm로서 한 가지에서 1~2개씩 액생하고 꽃이 필 때는 곧추서지만 꽃이 진 다음에는 처진다.

꽃받침은 끝이 5개로 갈라지며 화관은 길이가 1cm 정도로서 중앙까지 5개로 갈라지고 열편은 한쪽으로 치우쳐서 좌우 대칭으로 된다.

수술은 합쳐져서 암술을 둘러싸며 자방은 하위이고 꽃받침이 남아 있으며 암술대가 2개로 갈라지고 삭과는 길이가 5~7mm이며 종자는 적갈색이고 길이는 1/3mm 정도로서 미끄럽다. 민간에서 전초를 독충에 물렸을 때 사용하며 로벨린이 들어 있다.

약효와 사용 방법

- 이뇨 · 종기 · 부스럼 – 하루 2~5g을 물 300cc에 넣고 1/2 양이 되도록 달여 복용한다.

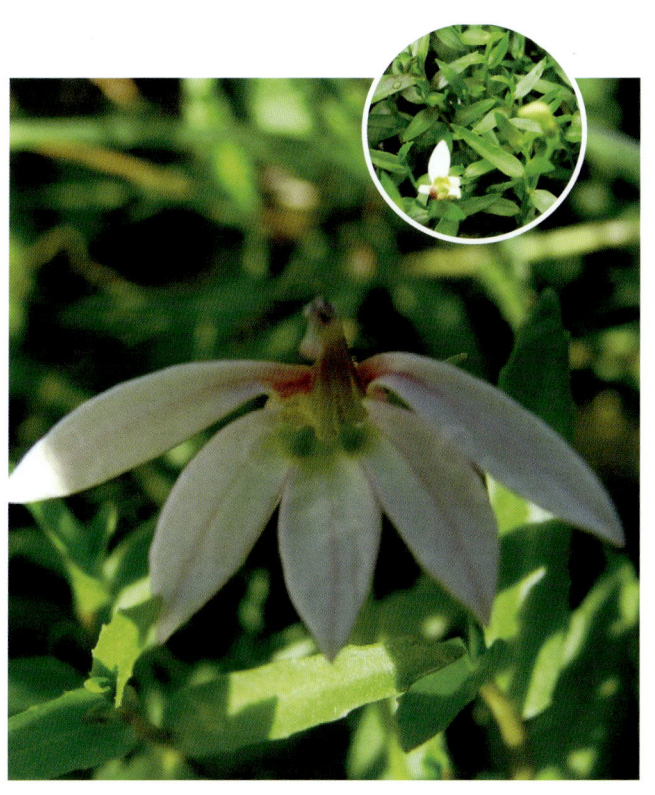

도라지과 ■ 효능 | 이뇨 · 종기 · 부스럼
■ 약용 부분 | 전부 ■ 채취 시기 | 7~8월

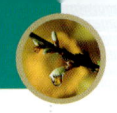

석결명

생태 북아메리카 남부 멕시코 원산의 1년초로서 식용 식물로 재배하며 전체에 털이 없다.

잎은 호생하며 엽병이 길고 소엽은 3~6쌍이고 가장자리가 밋밋하고 끝이 뾰족하며 밑부분이 둥글고 엽병에 선체가 있으며 탁엽은 선형이고 떨어진다.

6~8월경에 엽액에서 화경이 나와 2~6개씩 꽃이 달리며 꽃받침잎은 5개로서 녹색이며 꽃잎도 5개로서 황색이고 윗부분의 것이 가장 크며 밑부분의 2개는 작다.

수술은 10개이고 길이가 같지 않으며 크고 작은 꽃밥이 있고 암술은 1개이며 자방에 털이 있다.

꼬투리는 양쪽으로 튀어나온다. 민간에서 잎을 뱀 또는 벌레 물린 데 사용하고 종자는 약용으로 한다.

약효와 사용 방법

- **건위 · 완하** 배변을 원활하게 – 석결명 10g을 하루 양으로 해서 달여 복용한다.
- **독충에게 물렸을 때** – 가려운 부분에 생잎의 즙을 바른다.

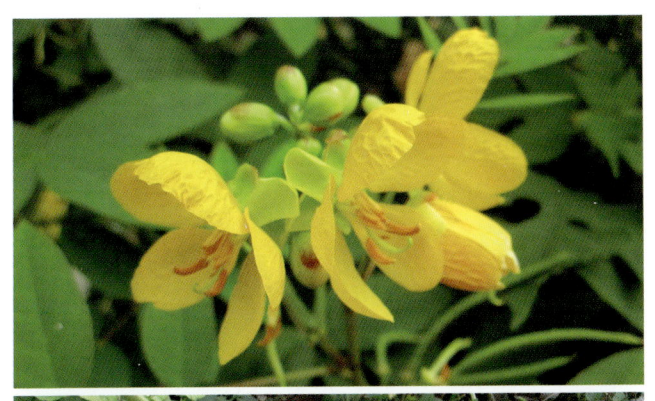

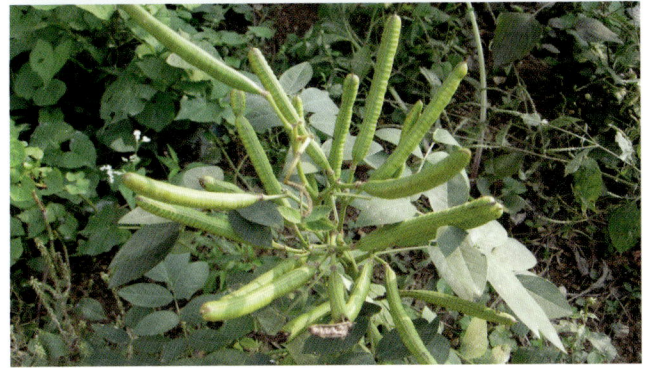

콩과 ■ 효능 | 건위·완하배설을 도움·독충에 물렸을 때
　　　■ 약용 부분 | 종자, 잎
　　　■ 채취 시기 | 종자는 10월, 잎은 여름

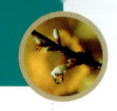

회화나무

생태 동네 근처에서 흔히 심고 있는 낙엽교목으로서 높이가 25m에 달하고 가지가 퍼지며 소지는 녹색이고 자르면 냄새가 난다.

원추화서는 정생하며 길이가 15~30cm로서 짧은 복모가 있고 꽃은 8월에 피며 길이가 12~15mm로서 황백색이다.

꽃받침은 길이가 3~4mm로서 복모가 있고 열편 끝에 짧은 털이 밀생하며 꼬투리는 염주형이고 길이는 5~8cm로서 약간 육질이며 열매는 10월에 익는다.

꽃을 괴화, 열매를 괴실이라고 하며 약용으로 한다. 목재의 빛깔에 따라 백괴, 두청괴 및 흑괴로 구별하기도 한다.

약효와 사용 방법

- **잇몸의 출혈, 입 안의 출혈** – 건조한 회화를 볶아서, 잘게 부수어, 분말로 하여 이것으로 환부에 바른다. 또 1회 5g을 물 200cc에 넣어서 1/2 양까지 달여 공복 시에 복용해도 좋다.

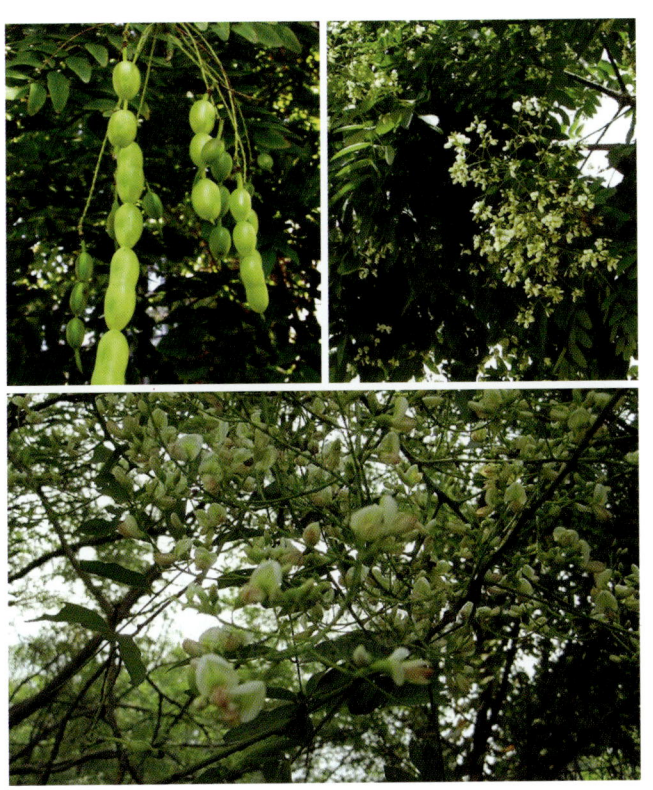

콩과 ■ 효능 | 지혈 ■ 약용 부분 | 꽃봉오리
■ 채취 시기 | 6~7월

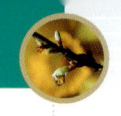

율무

생태 중국이 원산지이며 때로 재배하는 1년초로서 높이가 1~1.5m이고 곧추자라며 여러 대로 갈라진다.
꽃은 7월에 피고 엽액에서 길고 짧은 몇 개의 화수가 나오며 밑부분의 자화수는 딱딱한 엽초로 싸여 있고 3개의 암꽃이 들어 있으나 그중 1개만이 익는다. 2개의 암술대는 길게 포 밖으로 나오며 포는 딱딱하고 흑갈색으로 익고 그 속에 1개의 영과가 들어 있다.
웅화수는 자화수를 뚫고 위로 나와 3cm 정도 자라며 1마디에 1~3개의 소수가 달린다.
열매는 식용으로 하거나 이뇨·건위·진통 및 소염제로 사용하고 폐결핵에도 사용한다.

약효와 사용 방법

- **사마귀 제거와 피부미용** – 율무쌀 10~30g을 1일량으로 달여 차 대신으로 마신다.
- **혈압증** – 율무쌀 10g, 십약 20~30g을 달여서 차 대신으로 마신다. 이상의 두 가지는 효능이 확실한 민간 요법 등에서 시험해 보세요.

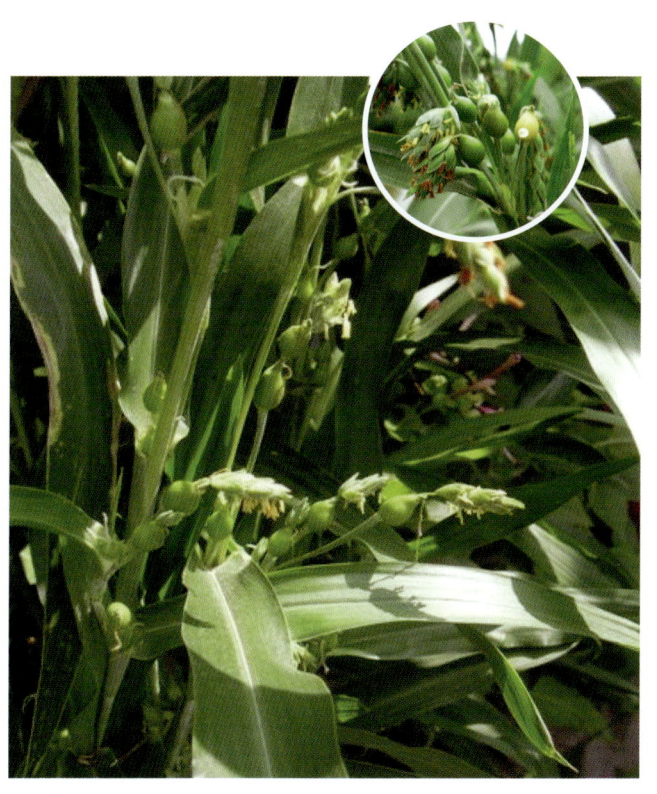

벼과 ■ 효능 | 사마귀 제거와 피부 미용 · 고혈압 예방
■ 약용 부분 | 종자　■ 채취 시기 | 10월

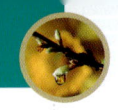

황벽나무

생태 높이가 10m에 달하는 낙엽교목으로서 가지는 굵으며 사방으로 퍼지고 수피는 연한 회색이며 코르크가 발달하여 깊이 갈라지고 내피는 황색이다.

꽃은 이가화로서 6월에 피며 소화경이 짧고 화피는 5~8개이다. 꽃받침열편은 짧으며 꽃잎은 수술대 밑부분과 더불어 내면에 털이 있고 자방은 5실이다.

열매는 둥글며 7월에 흑색으로 익고 겨울 동안 달려 있는 것이 많으며 5개의 종자가 들어 있다. 내피를 건위제로 사용하고 황벽이란 이름은 황색 내피에서 온 이름이다. 잎 뒷면에 융모가 있는 것을 털황벽, 소엽이 3~5개인 것을 섬황벽, 코르크층이 얇고 잎에 선모가 적은 것을 넓은잎황벽이라고 한다.

약효와 사용 방법

- **건위・하리**이질 – 황백의 분말을 1회 1g, 하루 3회 식후에 복용한다.
- **타박상** – 황백의 분말에 식초를 넣어 풀처럼 잘 개어, 환부에 직접 발라 가제를 덧대고, 마르면 바꿔 붙인다.

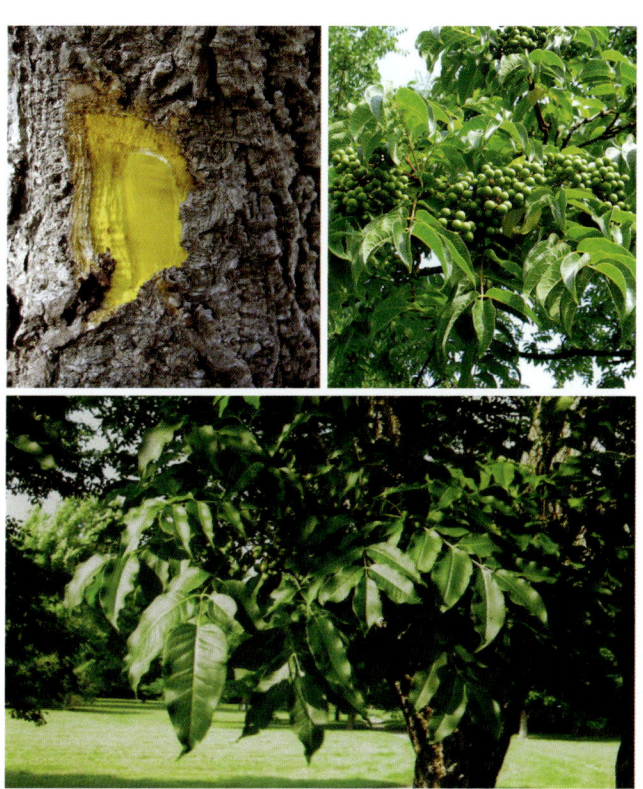

굴나무과 ■ 효능 | 건위 · 하리이질를 멈추게 함 · 타박상
■ 약용 부분 | 속껍질 ■ 채취 시기 | 한여름

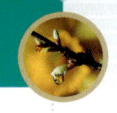

석류나무

생태 유럽 동남부에서 히말라야에 걸쳐 자라는 낙엽소교목으로서 주로 남부지방에서 심고 있으나 북부지방에서도 화분에 심어 관상용으로 하고 있으며 소지는 네모가 지고 털이 없으며 짧은 가지의 끝이 가시로 된다.

꽃은 양성으로서 5~6월에 피며 가지 끝의 짧은 화경 위에 1~5개씩 달리고 꽃받침은 통형이며 육질이고 6개로 갈라지며 붉은 빛이 돌고 꽃잎도 6개로서 적색이며 기왓장처럼 포개진다.

열매는 둥글고 끝에 꽃받침열편이 있으며 지름은 6~8cm로서 9~10월에 황색 또는 황홍색으로 익고 육질이며 흔히 외피가 불규칙하게 터져서 종자가 보인다.

약효와 사용 방법

- **입 안의 진무름 · 염증** – 열매의 껍질 5~10g을 물 200cc에 넣고 펄펄 끓이고 나서 불을 끄고 식으면 이것으로 양치질한다.

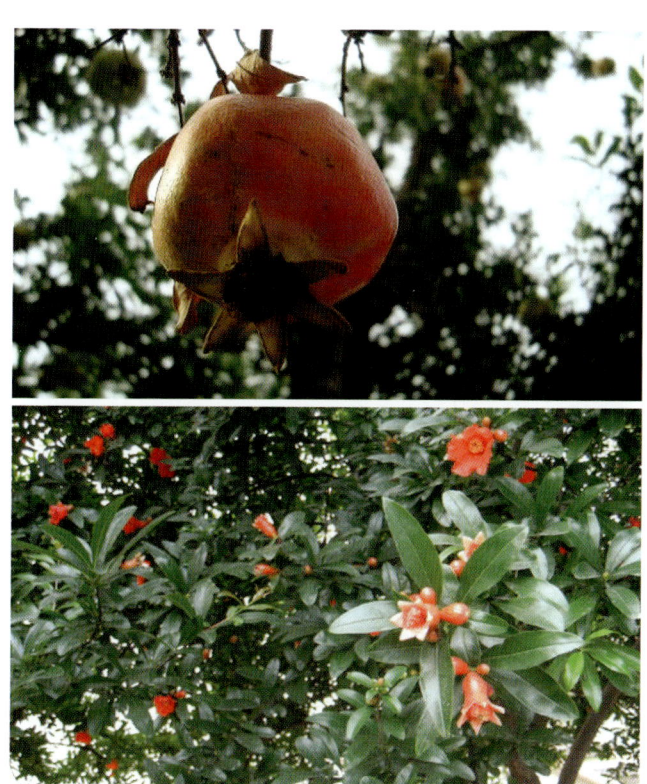

석류나무과 ■ 효능 | 입 안의 진무름 · 염증
■ 약용 부분 | 열매의 껍질   ■ 채취 시기 | 11월경

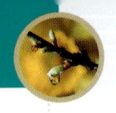

창질경이

생태 유럽이 원산지인 다년초로서 널리 퍼져 있으며 근경은 굵고 육질이다.

꽃은 8월에 피며 화편은 길이가 30~60cm로서 끝에 수상화서가 달리고 화서는 처음에는 둥글지만 자라면서 수상으로 된다.

화관은 백색이지만 자주색 꽃밥이 더욱 뚜렷하며 화수 밑의 포는 모여서 총포처럼 되고 꽃받침잎과 포는 가장자리가 막질이고 주맥은 녹색이다.

암술대는 꽃 위로 1cm 정도 나오고 삭과는 1~2개의 종자가 들어 있으며 종자 앞쪽에 홈이 있다.

약효와 사용 방법

- **거담** – 하루 양으로서 뿌리 약 10g을 물 600cc에 넣고 반량이 될 때까지 달여 복용한다.
- **이뇨** – 잎을 건조한 것을 하루 양 5~15g으로 한다. 이것을 물 600cc에 넣고 반량이 되도록 달여 복용한다.
- **찰과상** – 베거나 찢어진 가벼운 상처에 생약을 갈아 으깬 즙을 바른다.

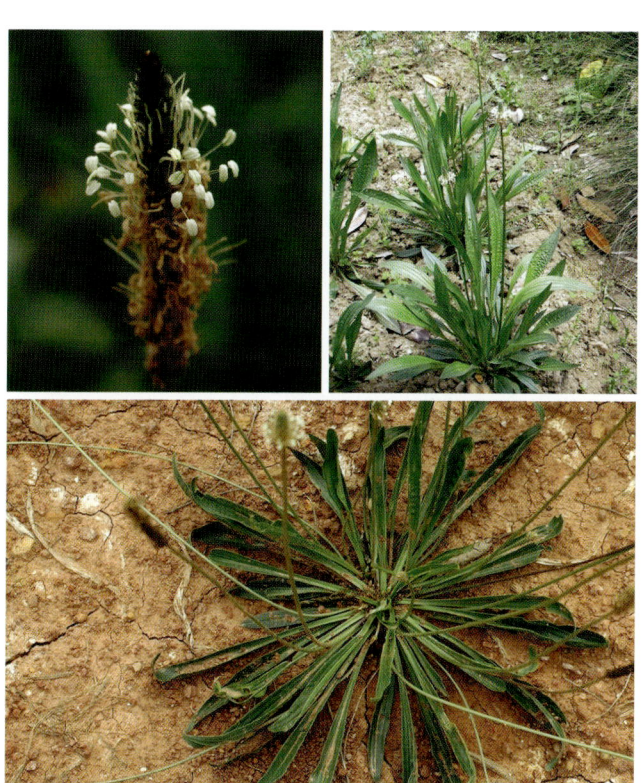

질경이과 ■ 효능 | 가래를 없애 준다 · 이뇨 · 상약傷藥
■ 약용 부분 | 뿌리, 잎 ■ 채취 시기 | 봄~여름

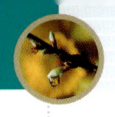

울금

생태 인도·인도차이나가 원산지로서 열대아시아·말레이지아·중국 남부에 재배되고 있는 새앙과의 다년생 풀이다.
뿌리줄기는 두텁고 크며 원뿌리 줄기에서 사이사이 뿌리줄기를 많이 내며, 노란색이다.
꽃잎은 백색, 가장자리는 담홍색으로 약간 물들어져 있다. 뿌리줄기의 노란색의 색소는 클쿠민으로서 약 0.3%가 함유되어 있고 여기에 이담작용이 있어서 담즙의 분비를 촉진시켜, 황달증상에 이용되고 있다.

약효와 사용 방법

- **건위** – 하루에 6~10g을 물 400~600cc에 넣고 1/2 양이 될 때까지 달여 복용.
- **진통** – 1회 양 3~5g을 물 400cc에 넣고 1/2까지 달여 복용한다.
- **식품원료** – 카레 가루의 원료와 식품의 황색 염색료로서 쓰인다.

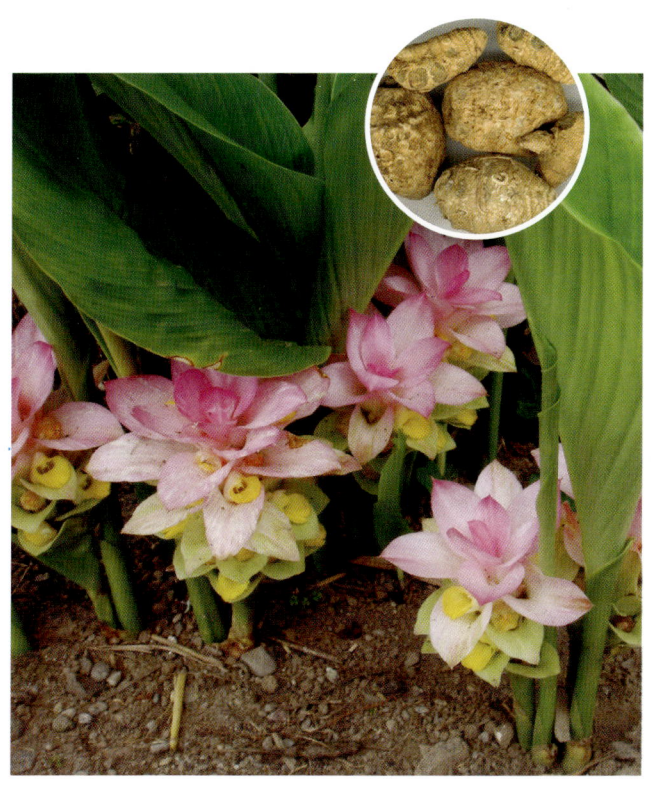

생강과 ■ 효능 | 건위 · 이담 · 진통 · 식품 원료
■ 약용 부분 | 뿌리 줄기 ■ 채취 시기 | 가을

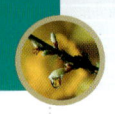

개다래나무

생태 계곡에서 자라는 낙엽만경으로서 길이가 5m에 달하고 소지는 어릴 때 연한 갈색털이 있으며 간혹 가시같이 굳센 털이 있고 골 속은 백색이며 차 있다.

꽃은 6월에 피고 지름은 1.5cm로서 백색이며 향기가 있고 화경은 길이는 3~6cm로서 연한 갈색털이 있다.

꽃받침잎은 넓은 난형이며 자방에 털이 없고 열매는 끝이 뾰족하고 길이가 2~3cm로서 9~10월에 황색으로 익는다.

열매와 경생엽은 고양이의 병을 고치는데 쓰이며 과육은 혓바닥을 찌르는 듯한 맛이 있고 달지 않다.

약효와 사용 방법

- **냉증 · 이뇨 · 강심 · 신경통** – 목천삼생약명 100g, 소주 720㎖를 2~6개월 동안 담가 개다래주를 만든다. 천으로 거르고 나서 1회 양 15cc를 1일 아침저녁 2회 복용한다. 정제 설탕 50g을 첨가해도 좋다.

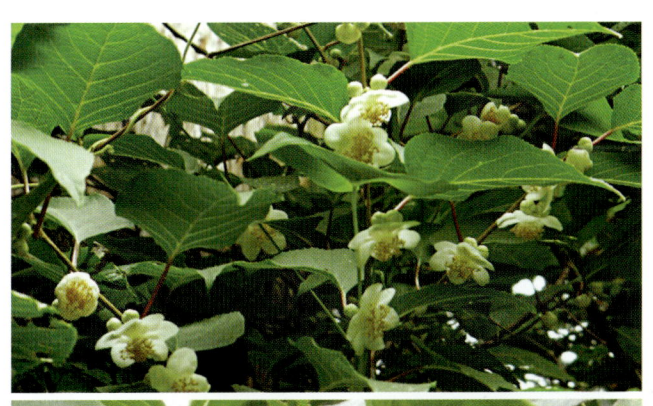

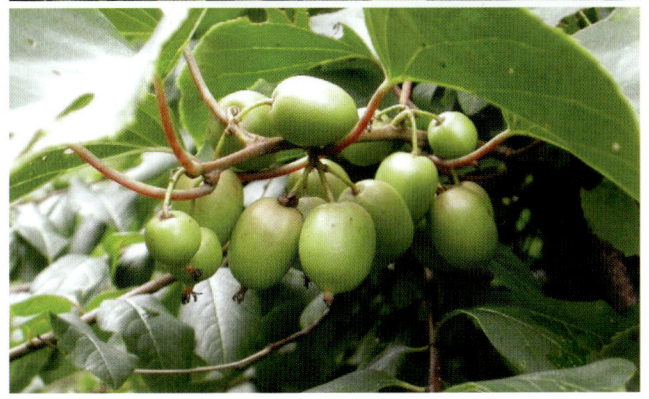

개다래나무과 ■ 효능 | 냉증 · 이뇨 · 강심 · 신경통
■ 약용 부분 | 벌레가시 ■ 채취 시기 | 9월

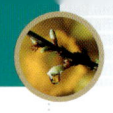

매자기

생태 연못가에서 자라는 다년초로서 굵은 지하경이 벋으며 지름이 3~4cm의 괴경이 달린다.

꽃은 7~10월에 피며 산방화서는 화경 끝에 달리고 지름은 3~8cm로서 3~8개의 가지가 자라며 가지는 길이가 7cm에 달하고 1~4개의 소수가 달린다.

포는 2개 정도이며 화서보다 길고 소수는 녹색이다. 인편은 넓은 타원형이고 표면에 짧은 털이 있으며 2개로 갈라진 끝에서 긴 까끄라기가 자란다.

수과는 길이가 3~3.5mm로서 면이 오목하며 암갈색이고 끝이 부리처럼 뾰족하다. 화피열편은 6개로서 수과와 길이가 같거나 짧다.

약효와 사용 방법

- **통경** – 건조한 덩이줄기를 하루에 5~10g, 물 400cc에 넣고 1/2 양이 될 때까지 달여, 3회에 나누어 식전에 복용한다.
- **최유** – 젖이 부족한 기미가 있을 때, 건조한 덩이줄기 20~50g을, 물 500cc에 넣고 반량이 되도록 달여 식지 않은 즙을 타월에 적셔 이것으로 유방을 닦는다.

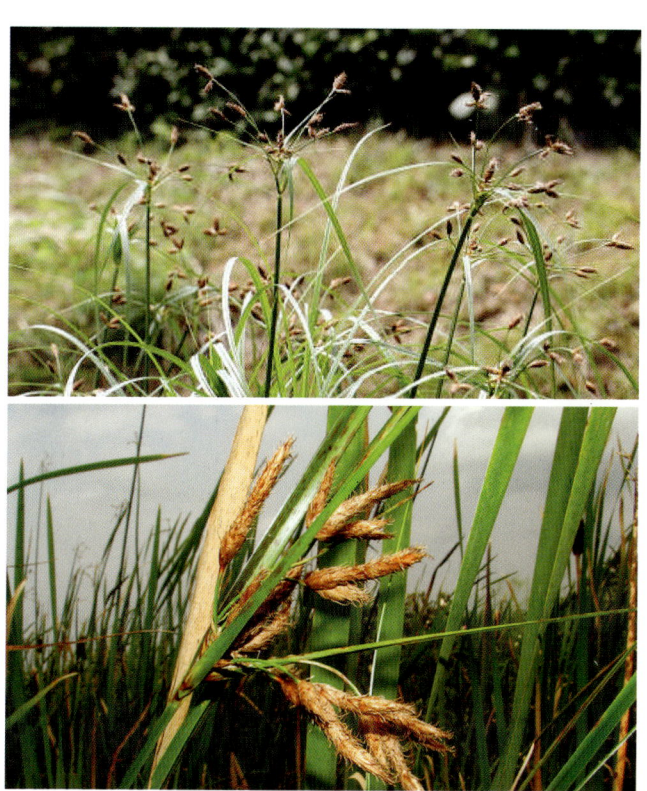

금방동사니과 ■ 효능 | 통경通經 · 최유젖을 잘 나오게 하는 것
■ 약용 부분 | 덩이 줄기 ■ 채취 시기 | 10월

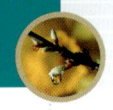

계수나무

생태 일본이 원산지인 낙엽교목으로서 원산지에서는 높이가 7m, 지름 은 1.3m에 달하고 곧추자라지만 굵은 가지가 많이 갈라지며 짧은 가지가 있다.

꽃은 이가화로서 5월경에 피고 잎보다 먼저 각 엽액에 1개씩 달리며 화피가 없고 소포가 있다.

열매는 3~5개씩 달리며 길이는 15mm 정도이고 종자는 편평하며 한 쪽에 날개가 있고 날개와 더불어 길이가 5~6.5mm이다. 가을철의 단풍이 아름답고 개화기에 향기가 있어 관상용으로 심는다.

약효와 사용 방법

- **건위 · 정장** – 건조한 뿌리의 껍질육계의 분말을 하루에 0.3~1g, 2회에 나눠서 식전에 물로 복용한다.
- **감기 초기의 발한 · 해열 · 신경통** – 계지탕육계 또는 계지, 작약, 대, 생강 각 4g, 감초 2g이 하루 양을 물 400cc에 넣고 달여, 식지 않도록 해서 하루 3회 복용한다. 육계는 대부분 한방 처방에 배합하여 사용하는 것으로서 위의 것은 그 사용법의 한 예이다.

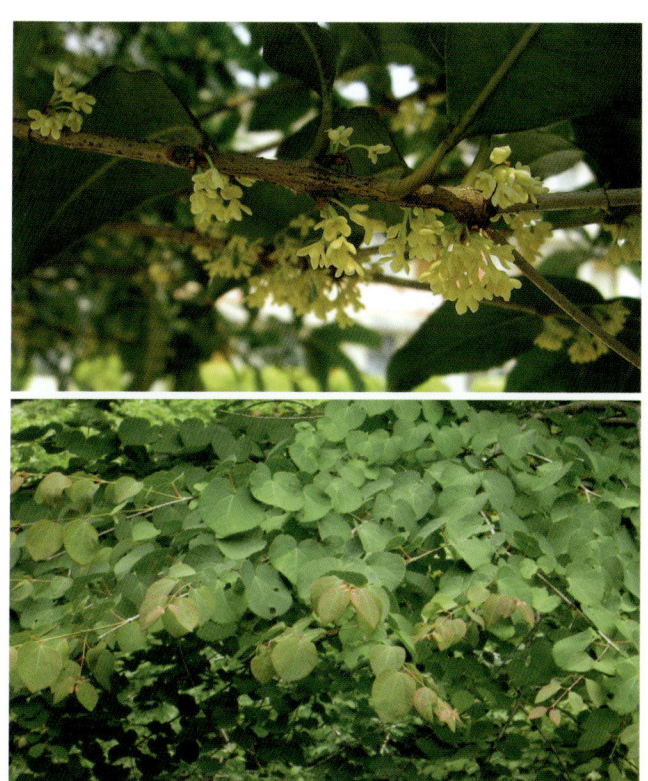

나무과 ■ 효능 | 건위 · 정장整腸 · 발한 · 해열 · 신경통
■ 약용 부분 | 뿌리 껍질 ■ 채취 시기 | 필요한 때

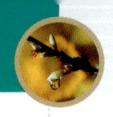

쥐꼬리망초

생태 남부지방의 산록 이하에서 자라는 1년초로서 높이가 30cm에 달하며 밑부분이 굽고 윗부분이 곧추서며 마디가 굵고 원줄기는 녹색이다.
꽃은 7~9월에 피고 연한 자홍색이며 화서는 원줄기 끝과 가지 끝에 달리고 길이는 2~5cm로서 녹색이며 포·소포 및 꽃받침열편은 거의 비슷하고 가장자리가 투명한 막질이고 중근과 더불어 털이 있다.
삭과는 꽃받침과 길이가 거의 비슷하고 2개로 갈라지며 종자는 4개로서 잔주름이 있다.
전초를 류머티즘에 사용한다.

약효와 사용 방법

- **요통** – 약탕으로 해서 전신 목욕한다. 건조한 전초를 가볍게 쥔 두 줌 정도의 양을 천 보자기에 넣고 큰 냄비에 삶아, 목욕 직전, 보자기째로 욕조에 넣는다.
- **해열·감기·기침·목의 통증** – 1회 5~15g을 물 300cc에 넣고 반량이 될 때까지 달여 복용한다.

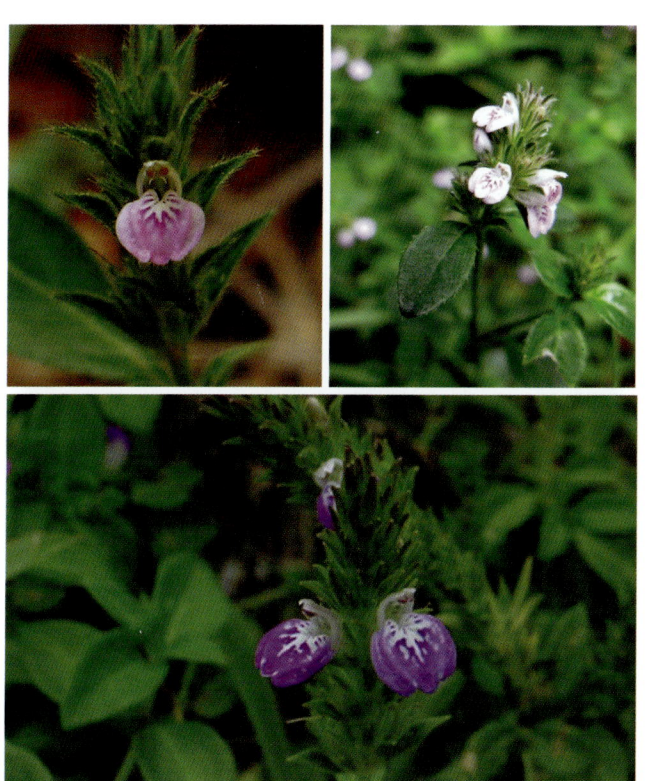

쥐꼬리망초 ■ 효능 | 요통 · 해열 · 감기 · 기침 · 목이 아플 때
■ 약용 부분 | 전부   ■ 채취 시기 | 입추 전후

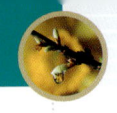

노간주나무

생태 석회암 지대에서 잘 자라는 상록교목으로서 보통 높이가 8m, 지름은 20cm에 달하고 수관이 빗자루처럼 되어 수피가 세로로 얇게 갈라지고 2년지는 암갈색이다.

꽃은 전년지의 엽액에 달리며 수꽃은 1~3개씩 피고 20개 내외의 인편은 녹갈색이며 밑부분에 4~5개의 꽃밥이 달린다. 암꽃은 1개씩 피고 9개의 실편이 있으며 배주는 각각 3~4개이다 열매의 실편은 끝이 3개로 갈라지며 밑부분에 9개의 포가 있다.

종자는 3~4개씩이고 난형이며 길이는 6.5mm로서 갈색이고 지점이 있다. 꽃은 5월에 피며 열매는 다음 해 10월에 익는다. 해변노간주는 바닷가에서 자라고, 열매가 잎보다 짧은 두송과 열매가 잎보다 긴 곱향나무는 북부지방의 고산지대에서 자란다.

약효와 사용 방법

- **이뇨·발한** – 1회 2~4g을 물 200cc에 넣고 1/2 양이 될 때까지 달여 복용한다.

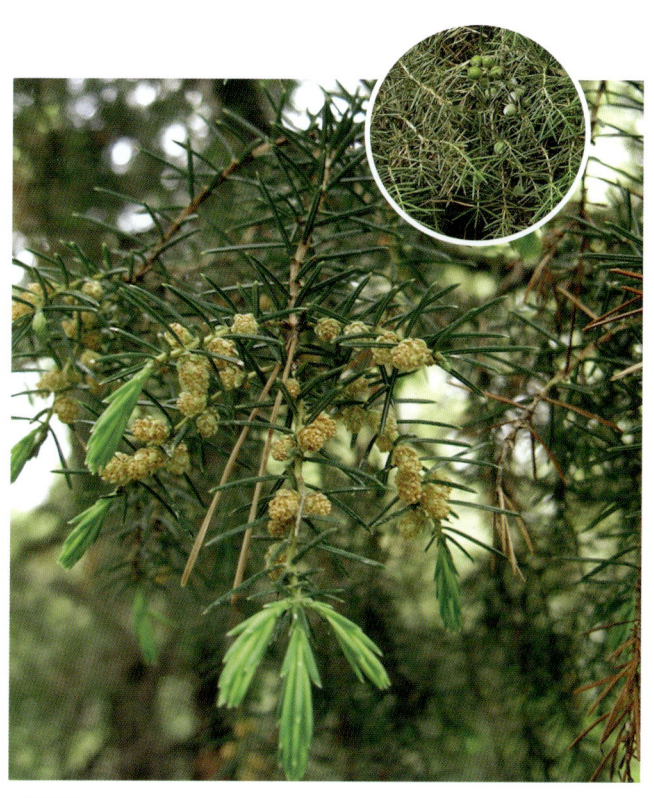

편백과 ■ 효능 | 이뇨・발한 ■ 약용 부분 | 열매구과
■ 채취 시기 | 10월

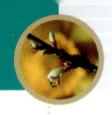

참나리

생태   산야에서 자라는 다년초로서 높이가 1~2m이며 흑자색이 돌고 흑자색 점이 있으며 어릴 때는 백색털로 덮인다.
꽃은 7~8월에 피고 가지 끝과 원줄기 끝에 4~20개가 밑을 향해 달린다.
화피열편은 길이가 7~10cm로서 짙은 황적색 바탕에 흑자색 점이 산포하고 뒤로 말린다.
밀구에 짧은 털이 있으며 6개의 수술과 암술이 꽃 밖으로 길게 나오고 암술대는 길며 꽃밥은 짙은 적갈색이다.
인경을 영양 및 강장제로 사용하고 민간에서는 진해제로 사용한다.

약효와 사용 방법
- **기침 · 해열** – 1회 양 4~10g을 물 300cc에 넣고 반량이 될 때까지 달여 복용한다.

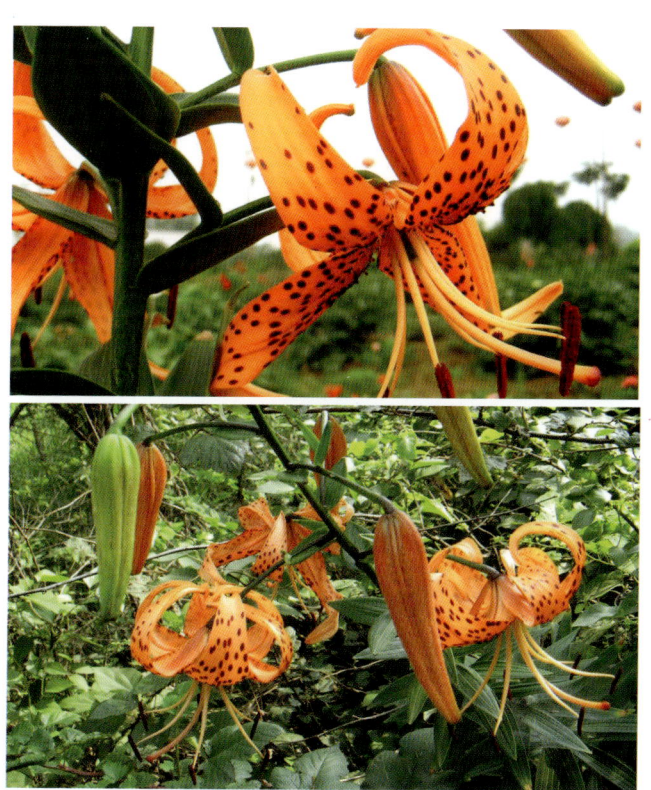

백합과 ▪ 효능 | 기침을 멎게 한다 · 해열
▪ 약용 부분 | 비늘 줄기 ▪ 채취 시기 | 가을

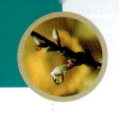

천궁

생태 중국이 원산지인 다년초로서 흔히 재배하고 있으며 높이가 30~60cm이고 곧추자라며 가지가 갈라진다. 꽃은 8월에 피며 가지 끝과 원줄기 끝에서 큰 산형화서가 발달하고 꽃잎은 5개이며 안으로 꼬부라지고 백색이며 5개의 수술과 1개의 암술이 있다.
산경은 10개 정도이고 소산경은 15개 정도이며 총포와 소총포는 각각 5~6개로서 선형이고, 열매가 익지 않는다.
어린 순을 나물로 하고 뿌리를 진정 · 진통 및 강장제로 사용한다.

약효와 사용 방법

- **산후 출혈 · 치출혈 · 빈혈** – 궁귀교애탕을 마신다. 이것은 천궁, 감초, 애엽 각 3g, 당귀, 작약 각 4g, 지황 6g을 물 300cc에 넣고 달여 찌꺼기를 빼내고 아교 3g을 넣어서 가열한다. 아교가 녹으면, 하루 3회, 따뜻할 때 복용한다.

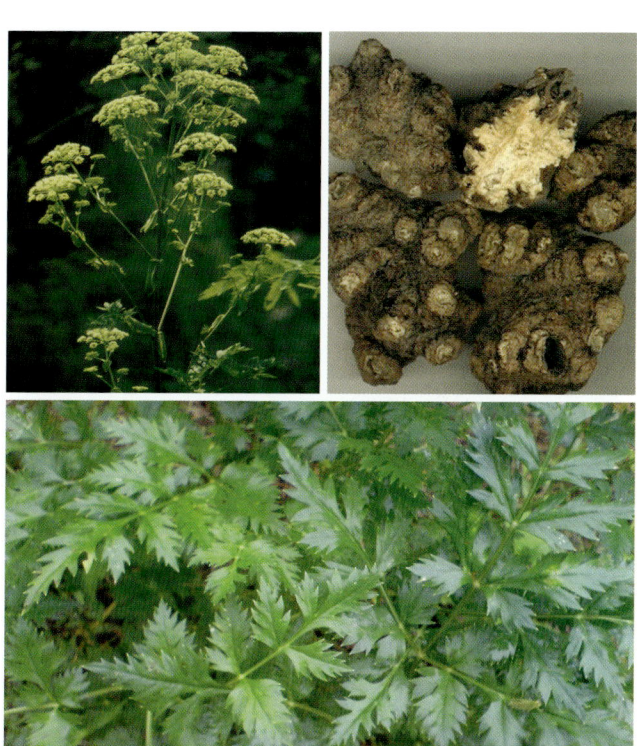

미나리과 ■ 효능 | 산후의 출혈·치질 출혈·빈혈 등의 부인병 일반   ■ 약용 부분 | 뿌리 줄기
■ 채취 시기 | 11월

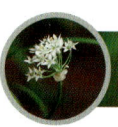

가을·겨울의 약초

쓴풀
삽주
칡
천문동
우엉
석산
시호
향유
며느리배꼽

산초나무
여뀌
주목
보리수나무
차나무
구기자나무
고비
섬공작고사리
만년석송
실고사리
마가목
뚝깔

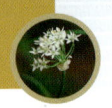

쓴풀

생태 1년 내지 2년초로서 원줄기는 약간 네모가 지고 자줏빛이 돌며 자주쓴풀과 비슷하지만 전체에 털이 없고 선체 주위의 털이 밋밋한 것이 다르다.

꽃은 9~10월에 피고 자주색으로서 화편이 없으며 5수이고 원줄기 끝에 모여 달려 전체가 원추형으로 된다. 꽃받침잎은 꽃잎 길이의 1/2~2/3이며 꽃잎은 자주색 맥이 있으며 길이가 12~17mm로서 기부에 털로 덮여 있는 2개의 선체가 있다.

삭과는 화관보다 약간 길고 종자는 둥글고 밋밋하다. 줄기와 잎을 자주쓴풀처럼 약용으로 한다.

약효와 사용 방법

- **건위 · 위 · 장의 통증** – 분말 1회 양 0.03~0.05g을, 식욕이 없을 때는 식전 30분 정도에 그 외에는 식후 바로, 오블렛 먹기 어려운 가루약 등을 싸는 얇은 막에 싸지 말고 그대로 복용한다. 달여서 복용할 때에는 하루 양 0.3~1.5g을 먹는다. 위, 장이 아플 때에도 같은 방법으로 복용한다.

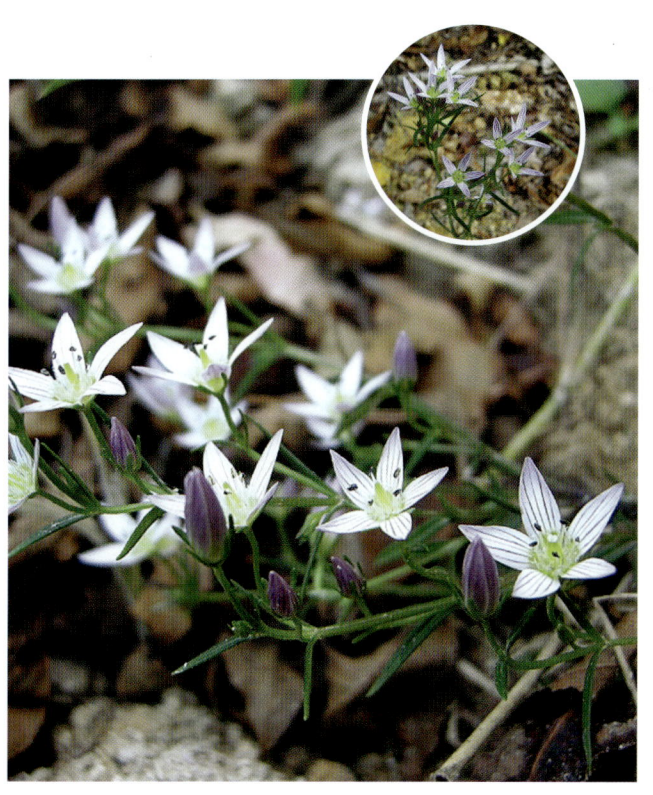

국화과 ■ 효능 | 건위健胃 · 정장整腸 · 현기증 · 동계 · 두통
■ 약용 부분 | 뿌리 줄기 ■ 채취 시기 | 늦가을

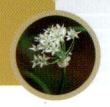

삽주

생태 높이가 30~100cm에 달하는 다년초로서 뿌리가 굵으며 마디가 있다. 꽃은 이가화로서 7~10월에 피며 원줄기 끝에 달리고 포엽은 꽃과 길이가 같으며 2줄로 달리고 2회 우상으로 갈라진다.

총포는 종형이며 포편은 7~8줄로 배열되며 외편은 타원형, 내편은 선형으로서 끝이 자주색이다.

수과는 길며 털이 있고 관모는 갈색이 돈다. 이와 비슷하지만 엽병이 없는 것을 용원삽주라고 한다. 뿌리를 방향성 건위, 발한 및 이뇨제로 사용하고 어린 순을 나물로 한다.

약효와 사용 방법

- **건위, 정장** – 건조한 뿌리줄기 10g을 하루 양으로 해서 물 200cc로 반량이 되도록 달여 3회에 나누어 식전에 복용한다. 위 속에 물이 찬 것 같은 느낌이 들 때에 좋다.
- **신경질로 현기증과 동계, 숨이 찰 때, 머리가 아플 때** – 복령 6g, 계지 4g, 감초 2g을 하루 양으로 섞어 영계출감탕을 400cc의 물에서 반량이 될 때까지 달여 공복 시에 복용한다.

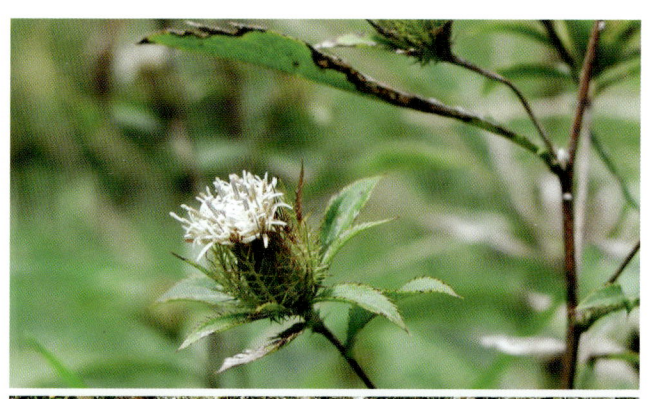

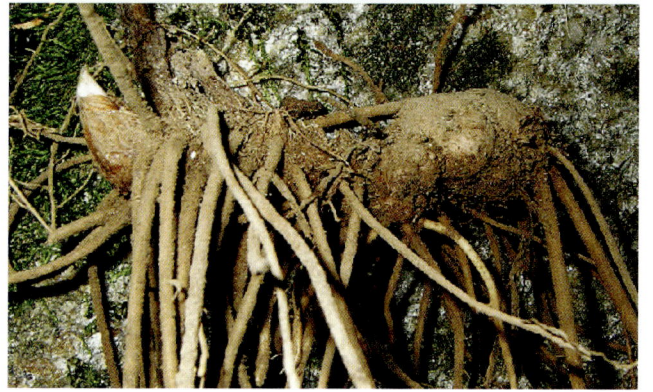

국화과 ■ 효능 | 건위健胃 · 정장整腸 · 현기증 · 동계 · 두통
■ 약용 부분 | 뿌리 줄기 ■ 채취 시기 | 늦가을

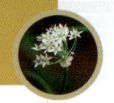

칡

생태 각지의 산야에서 흔히 자라는 만경식물로서 길게 자라지만 끝부분이 겨울 동안에 말라 죽으며 줄피에 갈색 또는 백색의 퍼진 털과 반곡모가 많다.

꽃은 8월에 피며 길이는 18~25mm로서 홍자색이다. 9~10월에 익는다. 뿌리가 자라면 녹말을 저장하므로 갈분을 만들고 줄기는 새끼 대용으로 하며 껍질로는 갈포를 만든다.

약효와 사용 방법

- **건강 음료** – 물로 씻은 생뿌리를 약 100g, 잘게 썰어서 믹서에 넣어 물을 더 넣고 잘게 부순 다음 위의 맑은 즙을 따로 다른 용기에 옮겨 이것을 1주일 분으로 해서, 아침저녁 2회, 식전에 마신다. 먹다 남긴 것을 냉장고에 넣어 보존할 것.
- **숙취** – 건조한 칡의 꽃 3~5g을 300cc의 물로 달이다가 끓어 넘치면 불을 끄고 식으면 마신다.
- **감기 초기** – 칡탕으로 해서 펄펄 끓은 것을 마신다.

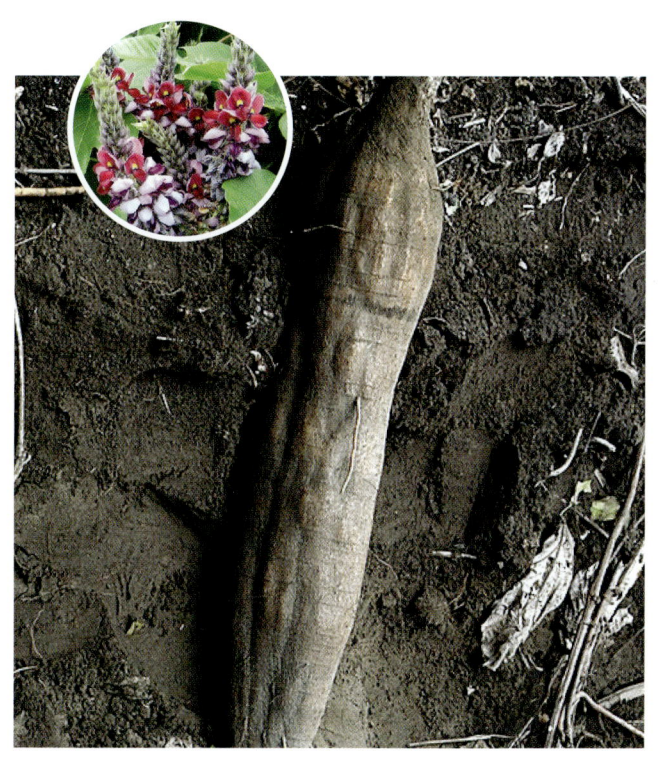

콩과 ■ 효능 | 숙취 · 감기 초기일 때 · 건강 증진
■ 약용 부분 | 꽃, 뿌리
■ 채취 시기 | 꽃여름, 뿌리여름이나 가을

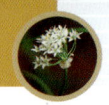

천문동

생태 바닷가 근처에서 자라는 다년초로서 근경은 짧고 많은 뿌리가 사방으로 퍼지며 원줄기는 길이가 1~2m로서 덩굴성이고 가지가 가늘며 평활하다.
꽃잎은 6개이고 옆으로 퍼지며 6개의 수술은 꽃잎보다 짧다. 암술대는 3개로 갈라지며 열매는 백색이고 지름은 6mm정도로서 흑색 종자가 1개 들어 있다.
뿌리를 진해, 이뇨 및 강장제로 사용하고 연한 줄기는 식용으로 한다.

약효와 사용 방법

- **강장** – 말린 뿌리를 입 넓은 병에 넣어 벌꿀을 잠길 듯 말 듯하게 될 때까지 붓는다. 최하 1~2개월 정도 방치한 후, 하루 2~3개 먹는다.
- **몸이 부을 때의 이뇨** – 천문동을 하루에 10~15g을 잘게 썰어서 물 200cc로 달여 하루 3회에 나누어 복용한다.
- **기침** – 먼저 천문동을 벌꿀에 담근 것 2~3개를 잘게 썰어 물 200cc에 넣고 달여 마신다.

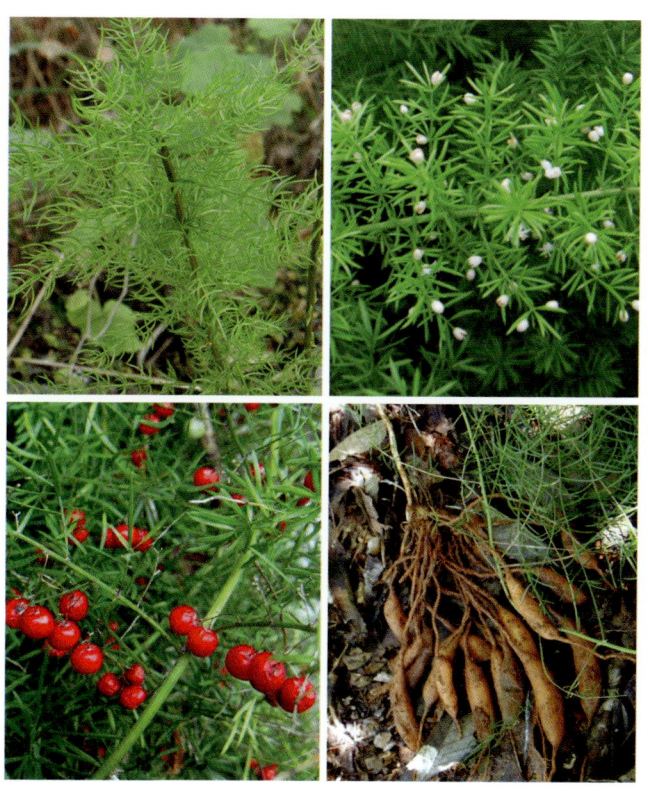

백합과 ■ 효능 | 강장·기침을 멈추게 할 때·이뇨
■ 약용 부분 | 방추형의 볼록한 뿌리 ■ 채취 시기 | 5월

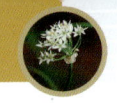

우엉

생태 재배하고 있는 2년초로서 높이가 1.5m에 달하며 뿌리는 길이가 30~60cm 정도 곧추들어가고 원산지가 뚜렷하지 않으나 중국에서는 예부터 심어 왔다고 한다. 꽃은 7월에 피며 두화는 원줄기와 가지 끝에 산방상으로 달리고 포는 침형이고 끝이 갈고리 모양이다. 꽃은 통상화뿐이며 검은 자줏빛이 돌고 관모는 갈색이다. 뿌리를 식용으로 하며 유럽에서는 민간에서 이뇨 및 발한제로 사용하고 종자는 이뇨제로서 부기가 있을 때 사용하며 인후통 및 독충에 쏘였을 때 해독제로도 사용한다.

약효와 사용 방법

- **종기·목의 통증·부종** – 종자를 분말로 해서 하루 양 8g을 3회에 나누어 복용한다. 한방에서는 종자를 악실우엉의 생약명로 불리며 종기의 약으로 쓰고 있다.
  달인 즙을 술잔으로 1잔 마시면, 종기의 하나의 입, 2잔으로 2개의 입이 열려서 치료된다고 하기도 하고 산기, 중풍의 묘약이라고도 불리워진다.

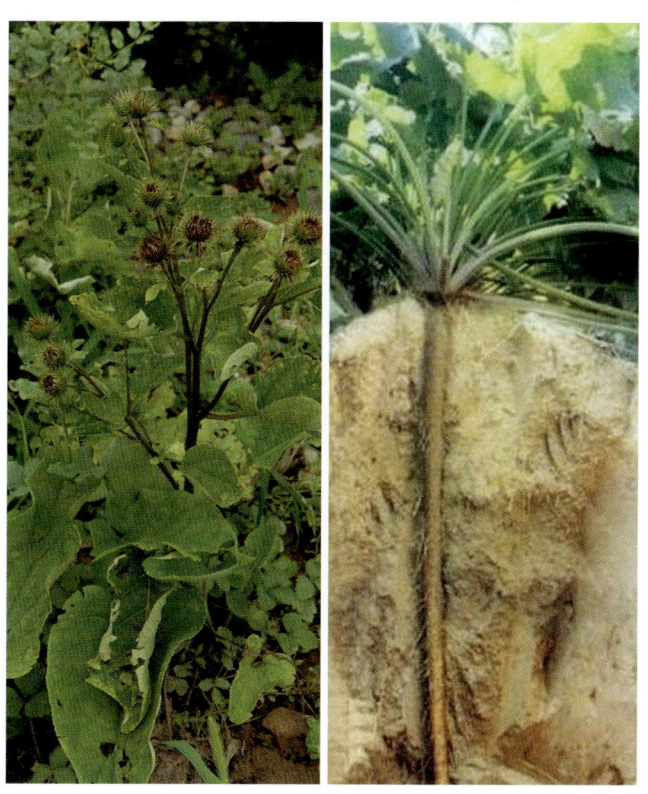

국화과 ■ 효능 | 종기 · 목의 통증 · 부종
■ 약용 부분 | 종자 ■ 채취 시기 | 가을

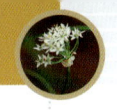

석산

생태 절에서 흔히 심고 때로는 민간에서도 심는 다년초로서 일본에서 들어왔다. 인경은 넓은 타원형이고 지름이 2.5~3.5cm로서 외피가 흑색이다.

9~10월에 잎이 없어진 인경에서 화경이 나와 길이가 30~50cm정도 자라며 큰 꽃이 산형으로 달린다.

총포는 막질이며 꽃은 적색이고 화피열편은 6개로서 도피침형이고 뒤로 말리며 가장자리에 주름이 진다. 수술은 6개이고 꽃밖으로 훨씬 나오며 열매를 맺지 못하고 꽃이 스러진 다음 곁은 녹색 잎이 나온다.

인경을 거담 및 구토제로 사용하며 알칼로이드를 제거하면 좋은 녹말이 얻어진다.

약효와 사용 방법

- **어깨 결림** – 질그릇의 강판으로 비늘 줄기 1개를 갈아서, 집게손가락 만큼의 분량을 취침 전, 양발의 장심에 발라, 가볍게 붕대를 감아 준다. 독초이므로 절대 먹지 않도록 할 것.

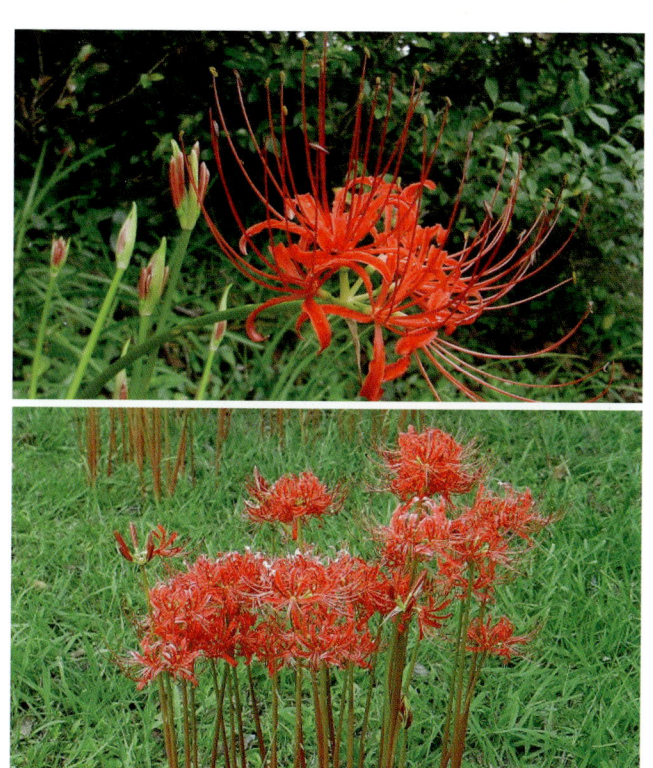

석산과 ■효능 | 어깨 결림   ■약용 부분 | 땅 속의 비늘줄기
■채취 시기 | 가을

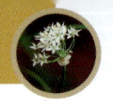

시호

생태 산야에서 자라는 다년초로서 높이가 40~70cm이고 근경은 굵으며 극히 짧고 뿌리가 약간 굵어지며 원줄기는 털이 없고 윗부분에서 가지가 약간 갈라진다. 뿌리는 말라리아의 치료제 및 기타 생약으로 사용하며 사포닌, 지방유 등이 들어 있다. 잎이 길고 선형이며 점첨두인 것을 참시호라고 한다.

약효와 사용 방법

- **식욕부진 · 위염 · 감기 · 중이염 등** – 소채호탕 채호 7g, 반하 5g, 생강 4g, 황금, 대조 각 3g 인삼, 감초 각 2g을 하루 양으로 해서, 물 480cc에 넣고 반 정도의 양이 될 때 바짝 달여 일단 앙금찌꺼기을 걸러내고, 다시 120cc 까지 바짝 달여 3회에 나누어 복용한다.

- **고혈압 · 간장비대증 · 담석증 · 심장성 천식 등** – 대채호탕 채호 6g, 반하, 생강 각 4g, 황금, 작약, 대조 각 3g, 대황 1g을 하루 양으로 해서 위와 같은 요령으로 달여 하루 3회 복용한다.

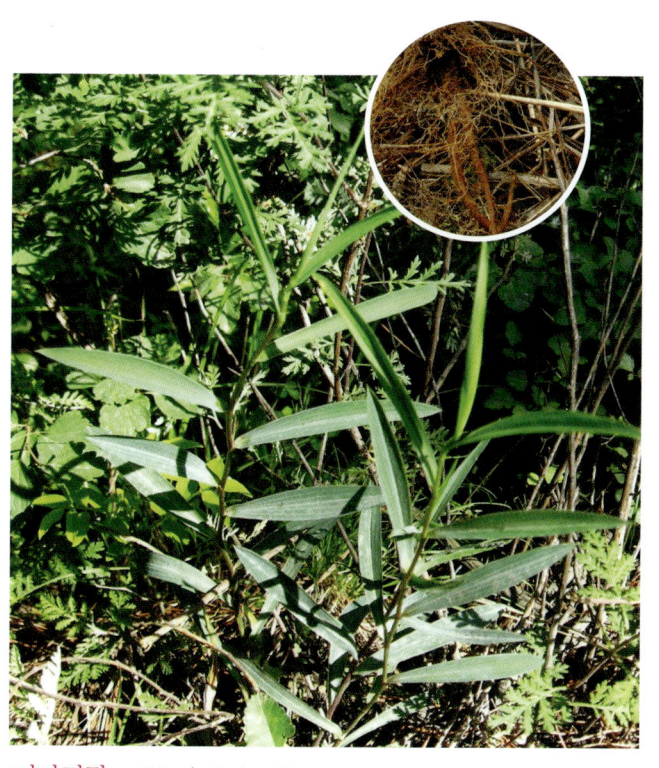

미나리과 ■ 효능 | 감기 · 위염 · 중이염 · 간장 비대증 · 담석증 등의 한방 처방
  ■ 약용 부분 | 뿌리   ■ 채취 시기 | 11월

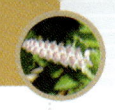

향유

생태 산야에서 비교적 흔히 자라는 1년초로서 높이가 30~60cm이고 원줄기는 사각형이며 털이 있고 곧추 자라며 강한 향기가 있다.

꽃은 8~9월에 피고 홍자색이며 화수는 원줄기 끝과 가지 끝에 달리고 꽃이 한쪽으로 치우쳐서 빽빽하게 달리며 포는 둥근 부채 같고 꽃받침보다 길거나 같으며 때로는 자줏빛이 돈다.

꽃받침은 5개로 갈라지고 열편은 끝이 뾰족하며 털이 있고 화관은 길이가 5mm로서 4개로 갈라지며 털이 있다. 해열 및 지혈제로 사용한다. 백색꽃이 피는 것을 흰 향유라고 한다.

약효와 사용 방법

- **감기의 발한·해열** – 깨끗한 기름에는 혈행을 원활하게 하고 발한을 촉진하는 작용이 있어서, 발한, 해열에 잘 건조시킨 전초를 하루 양 5~10g을 달여, 하루 3회에 나누어 복용한다.
- **이뇨** – 건조한 전초 5~15g을 하루 양으로서 달여 복용한다.

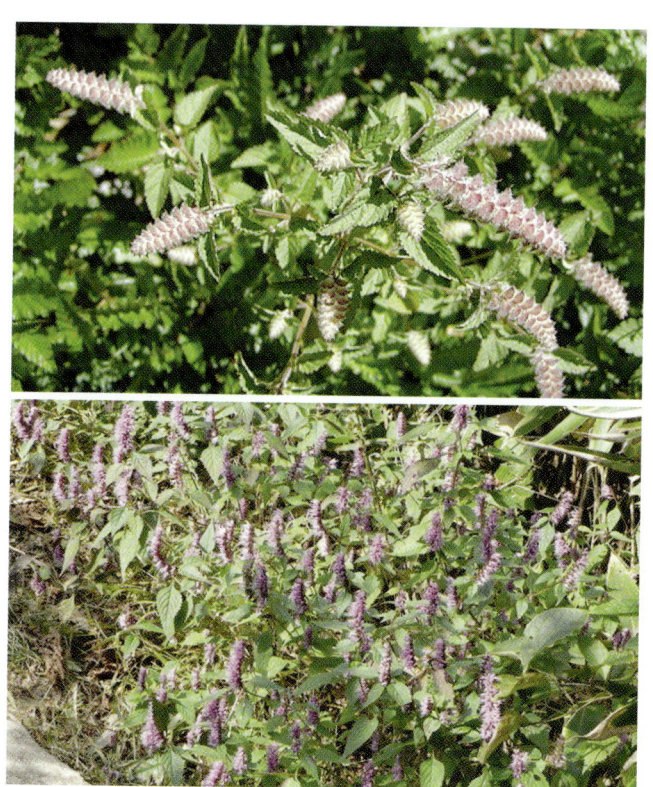

자소과 ■ 효능 | 감기의 발한 · 해열 · 이뇨
■ 약용 부분 | 전부　■ 채취 시기 | 가을

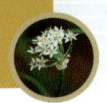

며느리배꼽

생태 빈 터에서 흔히 자라는 1년생 덩굴식물로서 길이가 2m정도 벋으며 엽병과 더불어 밑으로 향한 가시가 있어 다른 물체에 잘 붙는다.

탁엽은 잎 같고 나팔 끝처럼 퍼진다. 꽃은 7~9월에 피며 가지 끝의 수상화서에 달리고 화서는 밑부분을 접시같이 생긴 엽상포가 받치고 있다. 꽃받침은 연한 녹색이 돌며 길이는 3~4mm로서 5개로 갈라지고 꽃잎은 없으며 수술은 8개로서 꽃받침보다 짧다. 자방은 둥글고 3개의 암술대가 있다. 수과는 난상구형이며 약간 세모지고 흑색이며 꽃받침으로 싸여 있어 장과처럼 보인다. 신맛이 있는 어린 잎을 생식하고 성숙한 잎은 약용으로 한다.

약효와 사용 방법

- **하리**이질 **· 이뇨 · 해열 · 종기 등의 해독에** – 하루 양 12~20g을 물 400cc에 넣고 1/3의 양이 되도록 달여 3회에 나누어 복용한다. 종기 · 부스럼에는 달인 즙으로 환부를 씻어도 좋다.

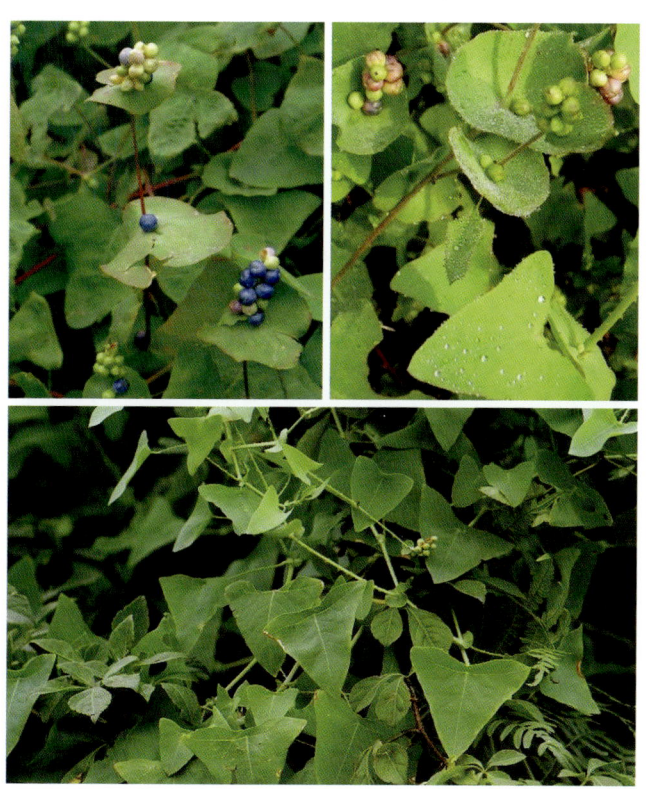

여뀌과 ■ 효능 | 이질 · 이뇨 · 해열 · 해독
 ■ 약용 부분 | 전부 ■ 채취 시기 | 가을

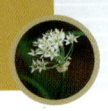

산초나무

생태 산야에서 흔히 자라는 낙엽수목으로서 높이가 3m에 달하고 소지에 가시가 있다.
가시가 없는 것을 민산초, 가시의 길이가 2mm 이내이고 잎이 난형 또는 난상타원형인 것을 전주산초, 잎이 좁고 길이가 1cm 미만인 것을 좀산초라고 한다. 종자로 기름을 짜고 열매를 먹기도 한다.

약효와 사용 방법

- **기침** – 열매의 1회 양 5g을 물 200cc에 넣고 1/2의 양이 되도록 달여 식기 전에 복용한다. 소량의 설탕을 넣어도 좋다.
- **타박상** – 건조한 잎을 될 수 있는 한 분말로 해서, 여기에 계란의 흰자위를 섞어 개어서 거기에 소량의 소맥분을 넣어서 크림 같은 형태로 하여 환부에 될 수 있는 한 두껍게 바른다. 위에 목면포등을 덧대어 가볍게 눌러 준다. 환부 염증의 열이 빠져나가면, 약은 딱딱해지므로 새것으로 다시 바른다. 딱딱하게 된 약을 무리하게 떼어 내면 아프므로 미지근한 물로 닦듯이 하면 좋다.

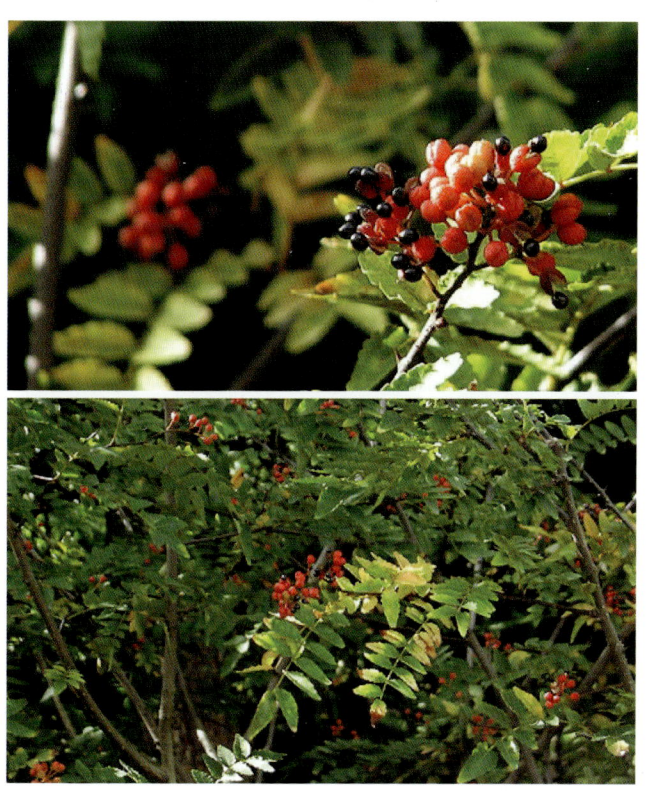

굴나무과 ■효능 | 기침을 멈출 때·타박상 ■약용 부분 | 열매
■채취 시기 | 열매는 가을에서 겨울, 잎은 여름

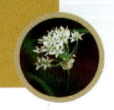

여뀌

생태 습지 또는 시냇가에서 자라는 1년초로서 높이가 40~80cm이고 털이 없으며 가지가 많이 갈라진다. 잎은 엽병이 없고 호생하며 피침형이고 양 끝이 좁으며 가장자리가 밋밋하고 표면에 털이 없으며 뒷면은 잔 선점이 밀생하고 녹색이며 씹으면 맵다.
화피는 연한 녹색이고 끝이 약간 적색이며 선점이 있고 길이는 2.5~4mm로서 4~5개로 깊게 갈라진다. 꽃잎은 없으며 수술은 6개, 암술대는 2개이고 자방은 타원형이다. 수과는 흑색이며 편난형이고 잔 점이 있으며 길이는 2~3mm로서 꽃받침으로 싸여 있다.

약효와 사용 방법

- **독충에 물렸을 때** – 생잎을 소량의 소금으로 비벼서 환부에 문지르듯 바른다.
- **더위 먹었을 때** – 건조시킨 줄기 잎을 한 줌 정도, 물로 씻어서 적당한 온도가 되면 양발을 담근다. 내복은 하지 않는다.

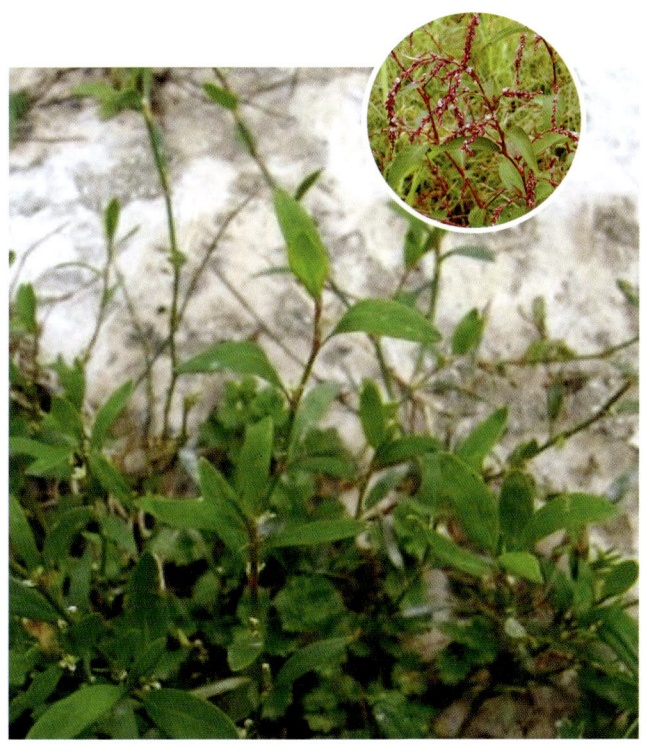

여귀과 ■ 효능 | 독충에게 물렸을 때 · 더위 먹었을 때
■ 약용 부분 | 잎, 줄기
■ 채취 시기 | 생잎은 필요한 때, 마른 잎은 개화기의 것

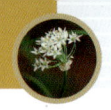

주목

생태 높은 산에서 자라는 상록 교목으로서 높이가 17m, 지름이 1m에 달하고 정원수로 심으며 가지가 퍼지고 큰 가지와 줄기가 적갈색이다.

꽃은 일가화로서 4월에 피며 수꽃은 6개의 인편으로 싸이고 8~10개의 수술과 8개의 꽃밥이 있으며 암꽃은 10개의 인편으로 싸이고 8~9월에 익으며 컵 같은 적색 종의 안에 종자가 들어 있다.

잎의 나비가 3~4.5mm인 것을 회솔나무라고 하며 중부 이북과 울릉도에서 자라고, 원줄기가 옆으로 기며 가지에서 뿌리가 발달하여 눈잣나무처럼 되는 것을 설악눈주목이라고 한다.

약효와 사용 방법

- **이뇨·통경** – 잎을 건조한 것 3~6g을 1회 양으로 해서 물 300cc에 반 정도 양이 되도록 달여 복용한다.
- **당뇨병** – 잎을 건조한 것을 하루 양 5~20g으로 해서 물 400cc로 1/2의 양이 되도록 달여 2회에 나누어 복용한다.

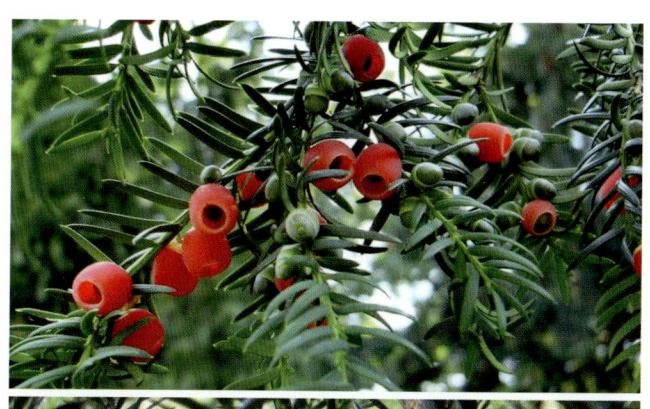

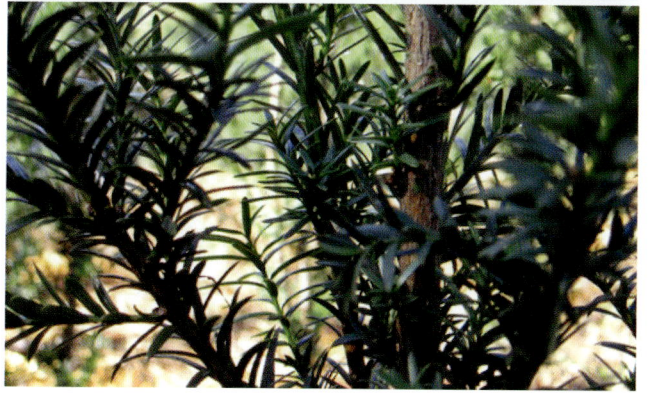

주목과 ■ 효능 | 이뇨 · 통경通經 · 당뇨병
■ 약용 부분 | 잎 ■ 채취 시기 | 필요한 때

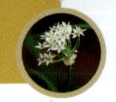

보리수나무

생태 평남 이남에서 자라는 낙엽관목으로서 높이가 3~4m이고 흔히 가시가 있으며 어린 가지는 은백색 또는 갈색이다.

열매는 둥글고 지름은 6~8mm로서 인모로 덮여 있으며 10월에 적색으로 익고 먹을 수 있으며 소과경은 8~12mm이다. 잎 표면과 암술대의 털이 떨어지고 표면에 인모가 없는 것을 민보리수, 잎이 도피침형이고 어릴 때 잎 표면에 성상의 압모가 있는 것을 왕보리수, 열매는 길이가 7~8mm, 지름이 5mm인 것을 긴보리수라고 한다.

약효와 사용 방법

- **피로회복** – 물기를 뺀 열매를 1ℓ 용량의 입이 넓은 병에 반까지 넣고 정제 설탕 150g, 얇고 둥글게 자른 레몬 1개를 넣고, 35도의 소주를 병에 가득 붓는다. 이것을 차고 어두운 곳에 두고 2~3개월 후에 마신다. 1회 양은 20~40cc를 한도로 한다.

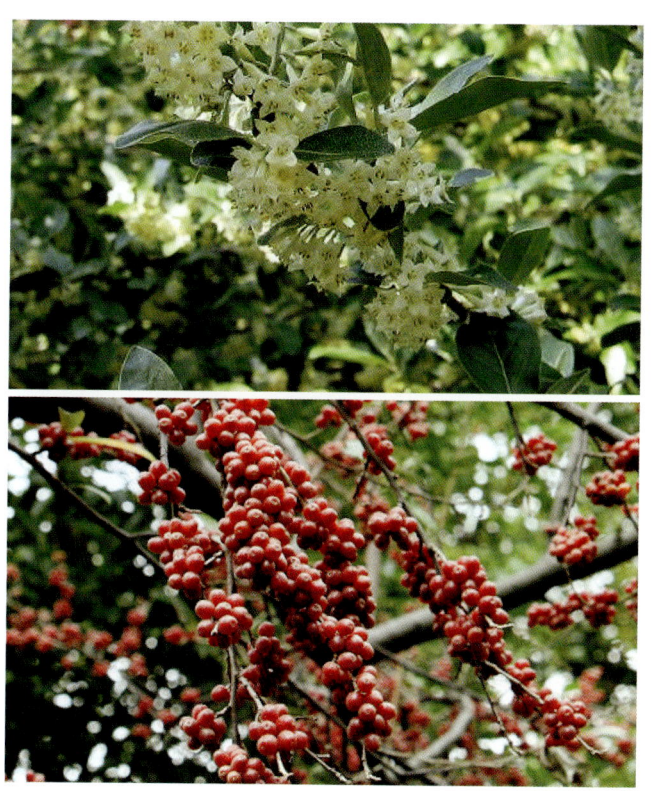

수유나무과 ■ 효능 | 피로회복 건강 약주
■ 약용 부분 | 열매 ■ 채취 시기 | 가을

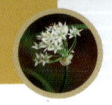

차나무

생태 전라도 및 경상도에서 심고 있는 상록관목으로서 가지가 많이 갈라지고 일 년 가지는 갈색이며 잔털이 있고 이 년 가지는 회갈색이며 털이 없다.
열매는 편구형이며 지름은 2cm로서 3~4개의 둔한 능각이 있고 다음해 가을에 차갈색으로 익으며 목질화되어 포배개열되고 종자는 둥글며 외피가 굳다. 어린 잎은 차로 이용한다.

약효와 사용 방법

- **감기 · 두통** – 녹차 15g, 진피귤의 껍질 20g, 산숙 3~5개 이상을 물 400cc에 넣고 1/2 양이 되도록 달여 뜨거울 때 한 번에 마신다.
- **하리**이질 – 녹차의 분말, 건조한 생강 분말을 똑같은 양으로 혼합해서 1회 양 3~6g을 끓인 물로 복용한다.

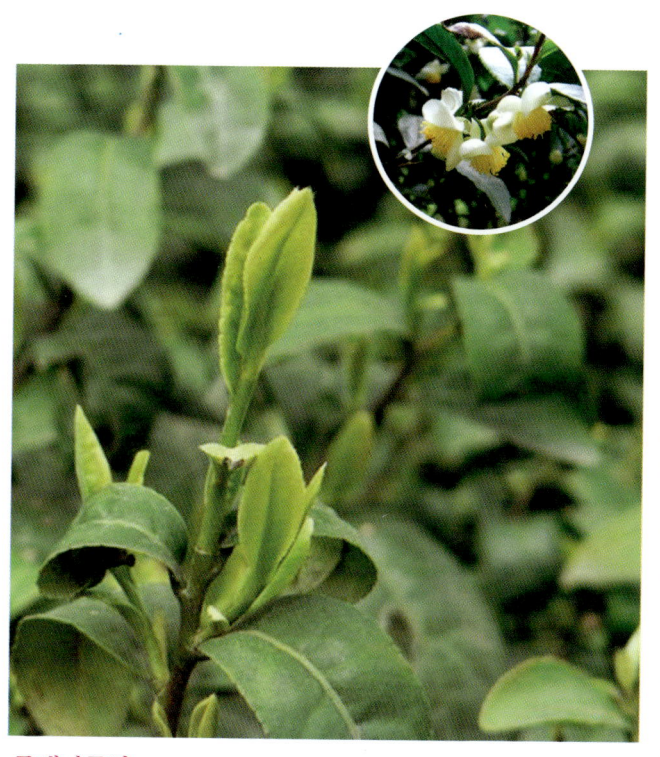

동백나무과
- 효능 | 감기 걸렸을 때의 두통 · 하리이질
- 약용 부분 | 잎차를 달인 것을 사용
- 채취 시기 | 시판하는 것을 구한다.

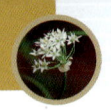

구기자나무

생태 부락 근처의 둑이나 냇가에서 자라는 낙엽수목으로서 진도는 이것의 재배지로 유명하다.

원줄기는 비스듬하게 자라면서 끝이 밑으로 처지지만, 다른 물체에 기대어 자란 것은 높이가 4m에 달하고 가지에 가시가 흔히 있으나 없는 것도 있으며 작은 가지는 황암색이고 털이 없다.

열매를 구기자, 껍질을 지골피라고 하여 약용으로 하며 어린 순은 나물로 하거나 차를 만든다.

약효와 사용 방법

- **피로회복** – 구기자주가 좋다. 구기자 열매 200g에 정제 설탕 200g을 첨가해 소주 1.8ℓ에 약 2개월간 담가 두었다가 매일 와인잔에 1잔 정도 마시면 좋다.
- **소염·이뇨** – 구기자 뿌리의 껍질지골피을 원료로 하는 한방약 청심연자음지골피, 황기 각 2g, 감초 1.5g, 인삼, 차전자, 연육, 맥문동, 복령 각 4g을 달여 복용한다.
- **고혈압** – 건조한 구기자 잎 5~10g을 달여서 복용한다.

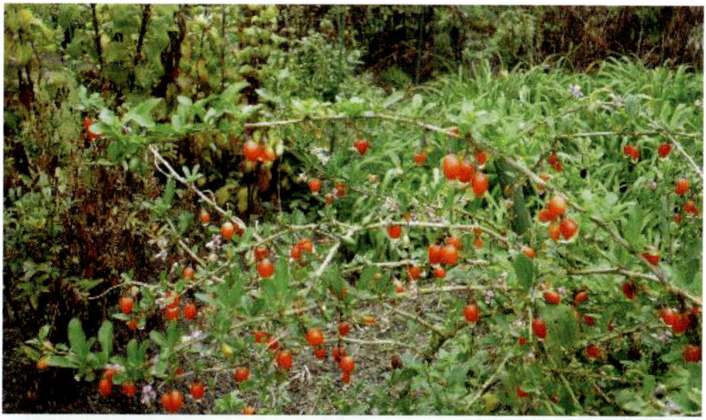

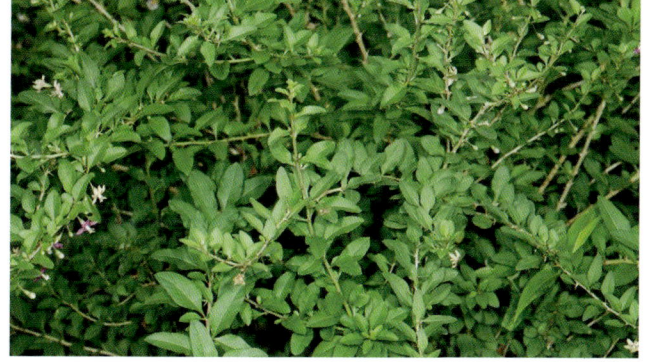

가지과
- 효능 | 피로회복 · 소염 · 이뇨 · 고혈압
- 약용 부분 | 열매, 뿌리껍질, 잎
- 채취 시기 | 과실, 뿌리 껍질가을 잎여름

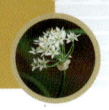

고비

생태 산복 이하의 숲 가장자리 또는 냇가 근처에서 자라는 다년초로서 주먹 같은 근경에서 여러 대가 나와서 높이가 60~100cm 정도 자란다.

어린 잎은 용수철처럼 풀리면서 자라며 적색 바탕에 백색 선모로 덮여 있고 엽병은 주맥과 더불어 윤기가 있으며 처음에는 적갈색 털로 덮여 있지만 곧 없어진다.

생식엽은 영양엽보다 일찍 나와서 일찍 스러지고 소우편은 매우 좁아져 선형으로 되며 포자양이 밀착한다. 연한 엽병을 삶아서 말렸다가 식용으로 한다.

약효와 사용 방법

- **최유** – 말린 고비로 끓인 된장국을 먹으면 좋다고 하는 민간 요법이 있다.
- **빈혈·이뇨** – 1회 양으로서 지상부의 건조한 것 5~10g을 물 300cc에 넣고 1/2 양까지 달여 복용한다.

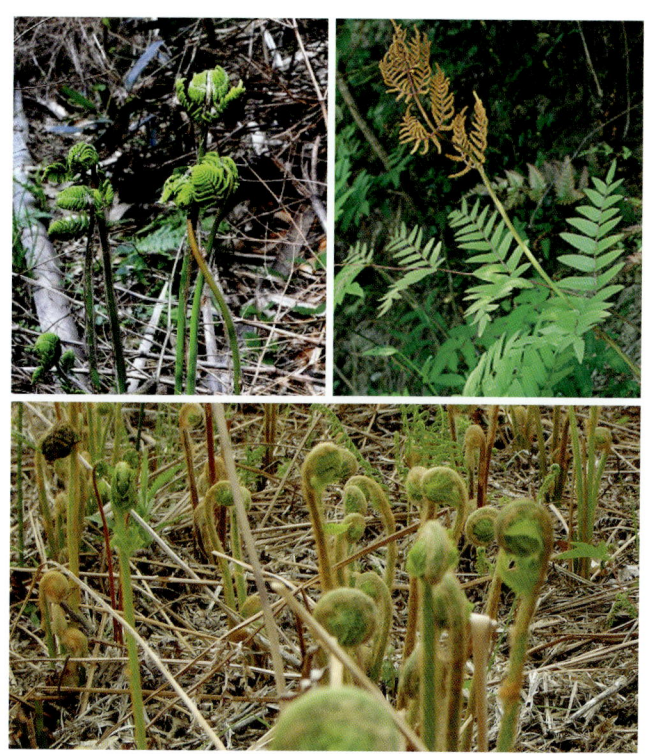

고비과 ■ 효능 | 최유_{젖을 잘 나오게 함} · 빈혈 · 이뇨
　　　　■ 약용 부분 | 어린 나무, 전초_{全草}
　　　　■ 채취 시기 | 봄, 전초_{全草}는 여름

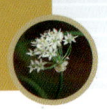

섬공작고사리

생태 한라산 남쪽 산 속의 바위틈에서 자라는 상록초목으로서 근경은 짧고 엽병 밑부분과 더불어 흑갈색이 도는 선형인편으로 덮인다.

엽병은 길이가 8~15cm로서 자갈색 또는 적갈색이며 윤기가 있고 엽신은 길이가 10~20cm로서 2~3회 우상으로 갈라진다.

소엽은 도삼각형이며 엽병이 있고 밑부분이 예저이며 양쪽 가장자리가 밋밋하지만 윗가장자리에 불규칙한 톱니가 있고 털이 없으며 맥이 부채꼴로 퍼진다.

포자양군은 각 소엽에 1개씩 달리고 윗가장자리의 오목한 곳에 달리며 원형또는 신장형이다.

잎가장자리는 뒤로 말려서 포막처럼 된다.

약효와 사용 방법

- **통경 · 거담 · 이뇨** – 하루 양 6~10g을 물 400cc에 넣고 1/3의 양이 되도록 달여 3회에 나누어 복용한다.

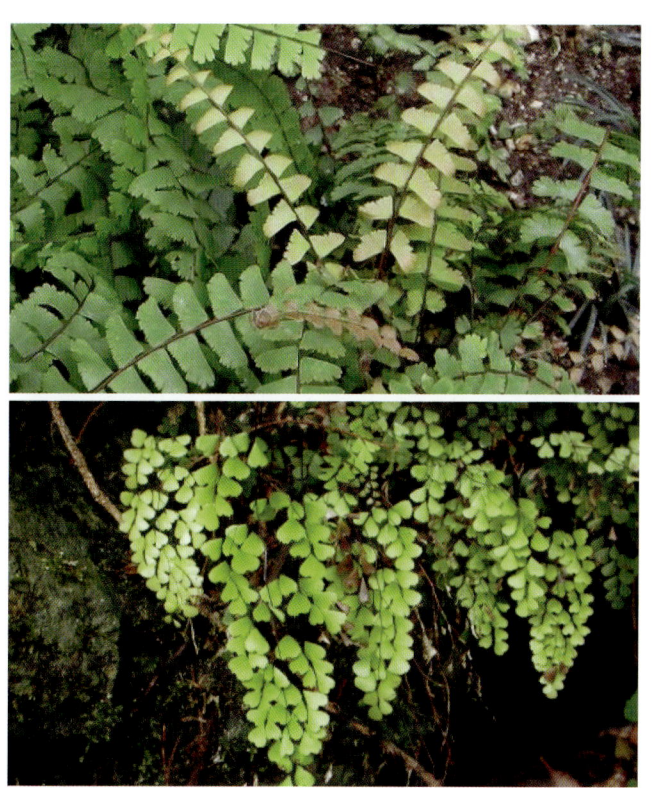

봉의 꼬리과 ■ 효능 | 통경通經, 가래를 없애준다 · 이뇨
■ 약용 부분 | 전부 ■ 채취 시기 | 가을

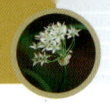

만년석송

생태 한라산·지리산·설악산 및 북부지방의 높은 산 숲 속에서 자라는 상록다년초로서 원줄기는 땅 속 깊이 옆으로 벋고 적갈색이며 좁은 비늘 같은 잎이 드문드문 달린다.
포자양수는 소지 끝에 1개씩 달리고 대가 없으며 원추형으로서 길이는 2~5cm, 지름은 5mm이다. 포자엽은 난상신장형이고 끝이 매우 뾰족하며 가장자리는 투명한 막질로서 파상이다.
모양은 햇볕이 잘 쬐는 숲 가장자리에서 자라는 것과 그늘 밑에서 자라는 것에 따라 차이가 있다.

약효와 사용 방법

- **갈증이 날 때·이뇨를 촉진할 때** – 잘 건조한 지상부의 몸체를 채취해, 하루 양 8~15g을 물 400cc에 넣고 1/3의 양의 되도록 달여 3회에 나누어 복용한다.

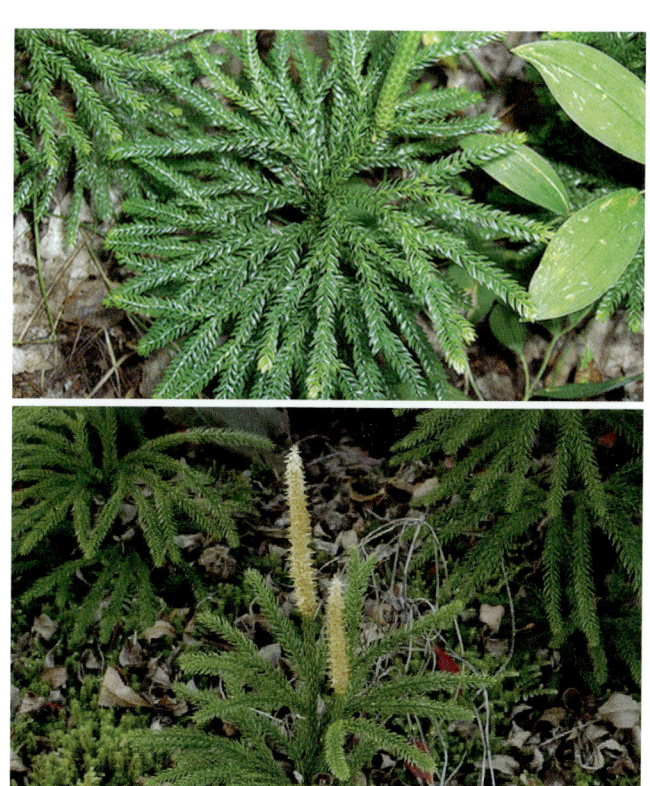

석송과 ■ 효능 | 갈증 해소 · 석송자생약의 원료
■ 약용 부분 | 전부   ■ 채취 시기 | 여름

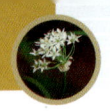

실고사리

생태 전라도와 경상도 이남의 산록에서 자라는 덩굴식물로서 근경은 지하에서 옆으로 벋으며 지름은 2~3mm이고 겉에는 엽병 밑부분과 더불어 흑색털이 있다.
우편은 처음 1쌍의 소우편이 갈라지면 생장이 중지되고 끝에 눈이 생기므로 우상으로 갈라지는 것같이 보인다.
소우편은 3출상이며 2~3회 우상으로 갈라지고 열편 가장자리에 톱니가 있다. 특히, 정열편은 길게 자라며 뒷면 가장자리에 포자양군이 달리고 포자낭군이 많이 달리는 열편은 특히 잘게 갈라지기도 한다.
포막의 가장자리는 불규칙한 톱니처럼 된다. 포자를 한약방에서 마질약으로 사용한다.

약효와 사용 방법
- **이뇨** – 해금사생약명의 하루 양 8~15g을 물 300cc에 넣고 반량이 되도록 달여 3회에 나누어 복용한다.

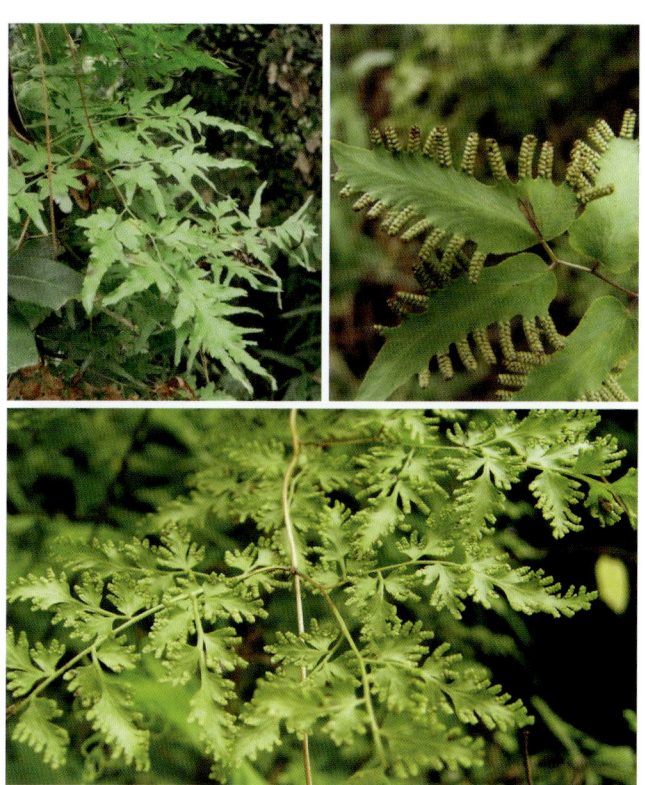

실고사리과 ■ 효능 | 이뇨 ■ 약용 부분 | 포자
　　　　　■ 채취 시기 | 가을

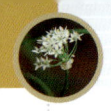

마가목

생태 전남·제주도 및 강원도에서 자라는 낙엽소교목으로서 높이가 6~8m이고 소지와 동아에 털이 없으며 동아에 점성이 있다.

잎은 호생하고 우상복엽이며 소엽은 9~13개이고 피침형, 넓은 피침형 또는 타원상 피침형이며 긴 점첨두이고 예저이며 길이는 2.5~5cm로서 양면에 털이 없고 표면은 녹색이며 윤기가 없고 뒷면은 연한 녹색이며 가장자리에 길고 뾰족한 복거치 또는 단거치가 있고 탁엽이 일찍 떨어진다.

소엽이 길이가 9cm, 나비는 1.8cm이고 뒷면 중근에 백색털이 있는 것을 잔털마가목, 잎 뒷면에 성긴 털이 있는 것을 왕털마가목, 화서, 꽃받침통 및 잎 뒷면, 특히 중륵에 길고 가는 갈색털이 있는 것을 녹마가목이라고 한다.

약효와 사용 방법

- **개선·땀띠** – 1회 양으로 약 10g을 물 600~800cc로 1/3의 양이 되도록 달여, 그 달인 즙으로 환부를 씻는다.

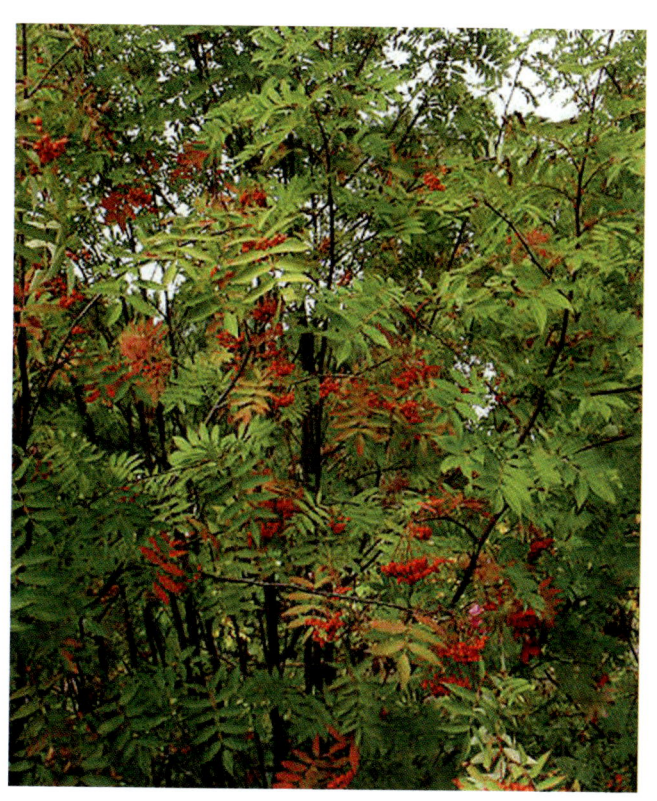

장미과 ■ 효능 | 개선疥癬 · 땀띠　■ 약용 부분 | 나무 껍질
■ 채취 시기 | 필요한 때

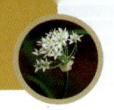

뚝깔

생태 양지에서 자라는 다년초로서 높이가 1m에 달하고 백색털이 많으며 밑에서 벋는 가지가 지하 또는 지상으로 자라면서 번식한다.

꽃은 7~8월에 피고 백색이며 가지 끝과 원줄기 끝에 산방상으로 달리고 화서분지에는 원줄기의 하반부와 더불어 퍼진 또는 밑을 향한 백색털이 있다. 화관은 지름이 4mm로서 5개로 갈라지며 통부가 짧고 4개의 수술과 1개의 암술이 있으며 자방은 하위이고 3실로서 그중 1실만이 열매를 맺는다. 열매는 도란형이며 길이는 2~3mm로서 뒷면이 둥글고 날개는 원심형이며 길이와 나비가 각각 5~6mm이다. 어린 순은 나물로 한다.

약효와 사용 방법

- **종기·부스럼의 해독** – 하루 양 5~10g을 물 600cc에 넣고 1/2의 양이 되도록 달여 복용한다.

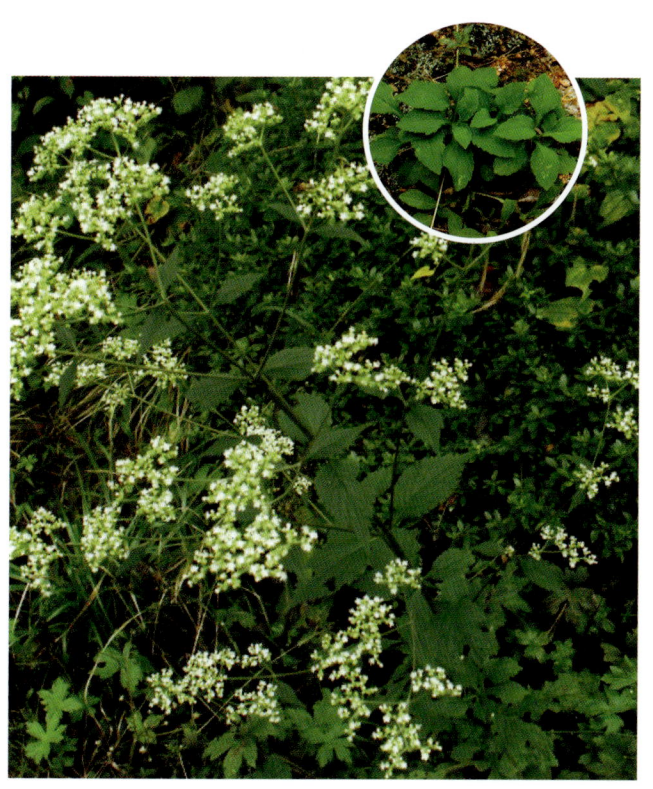

마타리과 ■ 효능 | 종기의 해독 ■ 약용 부분 | 전부
■ 채취 시기 | 가을

한방민약

한국의 약초

초판 1쇄 발행 2014년 11월 20일
초판 3쇄 발행 2018년 2월 10일

■
엮은곳　해동약초연구회 편
펴낸곳　아이템북스
디자인　김 영 숙
마케팅　최 용 현

출판등록　2001년 8월 7일
등록번호　제2-3387호
주　　소　서울시 마포구 서교동 444-15

※ 잘못된 책은 바꿔 드립니다.